Cuidados Pós-Ressuscitação
Visão Integrada da Equipe

CUIDADOS PÓS-RESSUSCITAÇÃO VISÃO INTEGRADA DA EQUIPE

EDITOR DA SÉRIE

Roberto Kalil Filho

Professor Titular da Disciplina de Cardiologia do Departamento de Cardiopneumologia da Faculdade de Medicina da Universidade de São Paulo (FMUSP).
Diretor Geral do Centro de Cardiologia do Hospital Sírio-Libanês.
Diretor da Divisão de Cardiologia Clínica do Instituto do Coração (InCor) do Hospital das Clínicas da FMUSP.
Chefe do Departamento de Cardiopneumologia da FMUSP.
Presidente do Conselho Diretor do InCor-HCFMUSP.

EDITORES DO VOLUME

Sergio Timerman

Hélio Penna Guimarães

Thatiane Facholi Polastri

Atheneu

Rio de Janeiro • São Paulo

2025

EDITORA ATHENEU

São Paulo —	Rua Maria Paula, 123, 13º andar Conjuntos 133 e 134 Tel.: (11) 2858-8750 E-mail: atheneu@atheneu.com.br
Rio de Janeiro —	Rua Bambina, 74 – lojas A e B Tel.: (21) 3094-1295 E-mail: atheneu@atheneu.com.br

Produção editorial: Efe Pê Editoração Ltda.

Capa: FK Estudio

Produção gráfica: Equipe Atheneu

CIP-BRASIL. CATALOGAÇÃO NA PUBLICAÇÃO
SINDICATO NACIONAL DOS EDITORES DE LIVROS, RJ

C973

Cuidados pós-ressuscitação : visão integrada da equipe / editor da série Roberto Kalil Filho ; editores do volume Sergio Timerman, Hélio Penna Guimarães, Thatiane Facholi Polastri. - 1 ed. - Rio de Janeiro : Atheneu, 2025.
24 cm. (InCor de cardiologia)

Inclui bibliografia e índice
ISBN 978-65-5586-935-4

1. Emergências médicas. 2. Ressuscitação cardiopulmonar (Primeiros socorros). 3. Ressuscitação cardíaca. I. Kalil Filho, Roberto. II. Timerman, Sergio. III. Guimarães, Hélio Penna. IV. Polastri, Thatiane Fachole. V. Série.

CDD: 616.123025
25-97878.0 CDU: 616.12-008.315-083.98

Meri Gleice Rodrigues de Souza - Bibliotecária - CRB-7/6439

30/04/2025 08/05/2025

Kalil Filho R, Timerman S, Penna Guimarães H, Facholi Polastri T.
Cuidados Pós-Ressuscitação — Visão Integrada da Equipe

Sobre os Editores do Volume

Sergio Timerman

Fellow: ACC, AHA, ACP, ERC, ESC. Professor Assistente e Doutor em Cardiologia da Faculdade de Medicina da Universidade de São Paulo (FMUSP). Diretor Chancela do Instituto do Coração (InCor). Diretor do Centro de Parada Cardíaca, Time de Resposta Rápida e Ciência da Ressuscitação do InCor da FMUSP. Co-Chair CLARE. Coordenador CCE e RCP da Sociedade Brasileira de Cardiologia (SBC). Diretor do Departamento de Ressuscitação da Associação Brasileira de Medicina de Emergência (ABRAMEDE).

Hélio Penna Guimarães

Médico Especialista em Medicina de Emergência, Medicina Intensiva e Cardiologia. Título Superior de Medicina de Emergência pela Associação Brasileira de Medicina de Emergência (TSME). Presidente da Federação Latino Americana de Medicina de Emergência (FLAME – Gestão 2024-2025). Mestrado em Dirección Médica y Gestión Clínica (UNED) – Instituto Carlos III, Madri Espanha. Master em Gestão de Serviços da Saúde (MBA) pela Fundação Getúlio Vargas (FGV). Doutor em Ciências pela Universidade de São Paulo (USP). Médico Supervisor da Residência de Medicina de Emergência do Hospital das Clínicas da Universidade de Sao Paulo (HCFMUSP). Médico Diarista do Centro de Terapia Intensiva do Hospital Israelita Albert Einstein (HIAE), São Paulo. Médico da Unidade Móvel Einstein (UME) do HIAE, São Paulo. Médico Diarista da UTI da Disciplina de Cirurgia Cardiovascular da Escola Paulista de Medicina da Universidade Federal de São Paulo (EPM-UNIFESP). Professor Titular das Disciplinas de Medicina de Emergência e Medicina Intensiva do Curso de Medicina do Centro Universitário São Camilo (CUSC-SP).

Thatiane Facholi Polastri

Docente da Escola de Enfermagem da Universidade de São Paulo (EE-USP). Doutora em Enfermagem pelo Programa de Pós-Graduação em Gerenciamento em Enfermagem da Escola de Enfermagem da Universidade de São Paulo (USP). Pós-Graduada em Enfermagem em Cardiologia pelo Instituto do Coração do Hospital das Clínicas da Faculdade de Medicina da Universidade de São Paulo (InCor – HCFMUSP). Gerente Educacional de Simulação e EAD na Escola de Educação Permanente do HCFMUSP. Instrutora e Facultada dos Cursos de Suporte Básico e Avançado de Vida da American Heart Association.

Sobre os Colaboradores

Aline Gehlen Ferrari

Graduada em Medicina pela Universidade de Passo Fundo. Programa de Residência Médica em Clínica Médica no Hospital São Vicente de Paulo. Programa de Residência Médica em Cardiologia no Hospital São Lucas da PUCRS. *Fellow* na Unidade de Coronariopatia Aguda do Instituto do Coração (InCor – HCFMUSP), Pesquisadora Colaboradora da Unidade. Título de Especialista em Medicina Intensiva pela Associação Brasileira de Medicina Intensiva (AMIB). Plantonista do Pronto-Atendimento do Hospital Sírio-Libanês. Preceptora do Programa de Residência em Clínica Médica do Hospital Sírio-Libanês.

Andrei Catarino

Médico pela Faculdade de Medicina da Universidade de São Paulo (FMUSP). Coordenador do Treinamento de Emergências Cardiovasculares Avançado (TECA-A) da Sociedade Brasileira de Cardiologia (SBC) tendo atuado na revisão do livro do TECA-A de 2021 e colaborado na atualização da "Diretriz de Ressuscitação Cardiopulmonar e Cuidados Cardiovasculares de Emergência" da SBC de 2019. Facultado desde 2016 do Curso de ACLS (Advanced Cardiovascular Life Support) do Instituto do Coração do Hospital das Clínicas da Faculdade de Medicina da Universidade de São Paulo (InCor – HCFMUSP). Diretor Clínico do Hospital Municipal Santa Ana em Santana de Parnaíba, São Paulo.

Beatriz Santana Watanabe

Médica Graduada pelo Centro Universitário São Camilo (CUSC-SP).

Daniel Moura

Doutor em Cardiologia pela Faculdade de Medicina da Universidade de São Paulo (FMUSP). Título de Especialista em Cardiologia pela Sociedade Brasileira de Cardiologia (SBC). Título de Especialista em Eletrofisiologia Clínica Invasiva e Estimulação Cardíaca Artificial pela Sociedade Brasileira de Arritmias Cardíacas. Preceptor da Residência Médica em Cardiologia da Secretaria da Saúde da Paraíba.

Ewandro Moura

Cardiologista pelo Instituto do Coração do Hospital das Clínicas da Faculdade de Medicina da Universidade de São Paulo (InCor – HCFMUSP). Especialista em Estimulação Cardíaca Artificial pelo InCor/HCFMUSP. Médico Assistente ICTOF e Rede D'Or Brasília-DF.

Fatima Gil Ferreira

Mestre em Enfermagem pela Escola de Enfermagem da Universidade de São Paulo (USP). Graduada em Enfermagem pela Escola Paulista de Medicina da Universidade Federal de São Paulo (EPM/UNIFESP). Diretora do Serviço de Educação da Coordenação de Enfermagem do Instituto do Coração do Hospital das Clínicas da Faculdade de Medicina da Universidade de São Paulo (InCor – HCFMUSP). Instrutora dos Cursos BLS da American Heart Association pelo Laboratório de Treinamento do InCor – HCFMUSP. Especialista em Administração Hospitalar pela Fundação Getúlio Vargas (FGV), São Paulo. Título de Especialista em UTI pela Sociedade Brasileira de Terapia Intensiva e Especialista em Enfermagem em Cardiologia pela Escola de Enfermagem da Universidade de São Paulo (USP).

Felipe Gallego Lima

Cardiologista e Pesquisador do Instituto do Coração do Hospital das Clínicas da Faculdade de Medicina da Universidade de São Paulo (InCor – HCFMUSP). Assessor Científico da Sociedade de Cardiologia do Estado de São Paulo (Socesp).

Felipe Lourenço Fernandes

Médico Especialista em Clínica Médica pelo Hospital das Clinicas da Faculdade de Medicina da Universidade de São Paulo (HCFMUSP) e em Cardiologia pelo Instituto do Coração (InCor) da FMUSP. Doutor em Ciências Médicas pela USP. Especialista em Assistência de Vida Extracorpórea (ECLS) pelo Institut de Cardiologie do Hôpital Pitié-Salpêtrière da Université Pierre et Marie Curie (UPMC) - Sorbonne Universités.

Fernando Reis Menezes

Especialista em Cardiologia pela Sociedade Brasileira de Cardiologia (SBC). Especialista em Terapia Intensiva pela Associação de Medicina Intensiva Brasileira (AMIB). Especialista em UTI Cardiológica pelo Instituto do Coração da Faculdade de Medicina da USP.

Giulia Matiusso Zumbano

Médica Graduada pelo Centro Universitário São Camilo (CUSC-SP).

Leandro Teixeira de Castro

Médico Docente da Disciplina de Clínica Médica para o Internato do 8º semestre da Faculdade Israelita de Ciências da Saúde Albert Einstein. Coordenador da Pós-Graduação em Medicina de Urgência e Emergência do Hospital Israelita Albert Einstein. Docente da Universidade São Caetano do Sul. Médico Hospitalista do Hospital Vila Santa Catarina.

Lucas Vargas Waldeck Amaral Pimenta

Médico da Unidade Cardiointensiva da Clínica São Vicente da Gávea. Médico da Unidade de Pronto Atendimento da Casa de Saúde São José. Graduado em Medicina pela Universidade Federal do Rio de Janeiro (UFRJ). Residência Médica em Medicina Interna no Hospital Federal Cardoso Fontes. Residência Médica em Cardiologia Clínica no Instituto Nacional de Cardiologia. Residência Médica em Insuficiência Cardíaca, Assistência Ventricular Mecânica e Transplante Cardíaco no Instituto do Coração do Hospital das Clínicas da Faculdade de Medicina da Universidade de São Paulo (InCor/ HCFMUSP).

Maria Camila Lunardi

Médica Especialista em Medicina de Emergência e Medicina Intensiva. Presidente da Associação Brasileira de Medicina de Emergência (ABRAMEDE, 2024-2025). Docente de Medicina de Emergência na Faculdade Santa Marcelina. Médica Plantonista da UTI do Departamento de Medicina (DMED) da Escola Paulista de Medicina da Universidade Federal de São Paulo (EPM-UNIFESP). Médica Assistente da Disciplina de Emergências Clínicas do Hospital das Clínicas da Faculdade de Medicina da Universidade de São Paulo (HC-FMUSP).

Maria Francilene Silva Souza

Doutorado em Ciências Médicas na Área de Cardiologia pela Faculdade de Medicina da Universidade de São Paulo (FMUSP). Especialista em Enfermagem Cardiovascular pelo Instituto Dante Pazzanese de Cardiologia, modalidade residência. Especialista em Enfermagem em Terapia Intensiva Pediátrica (ABENTI). Enfermeira do Serviço de Educação da Coordenação de Enfermagem do Instituto do Coração do Hospital das Clínicas da Faculdade de Medicina da Universidade de São Paulo (InCor – HCFMUSP) desde 2017. Instrutora do Curso de Suporte Avançado de Vida em Pediatria (PALS) da American Heart Association.

Max Grimberg

Professor Livre-docente da Faculdade de Medicina da Universidade de São Paulo (FMUSP). Coordenador do Núcleo de Bioética do Instituto do Coração do Hospital das Clínicas da Faculdade de Medicina da Universidade de São Paulo (InCor/HCFMUSP).

Milena Paixão

Especialista em Clínica Médica pelo Hospital das Clínicas da Faculdade de Medicina da Universidade de São Paulo (HCFMUSP). Especialista em Cardiologia pelo Instituto do Coração do Hospital das Clínicas da Faculdade de Medicina da Universidade de São Paulo (InCor/HCFMUSP) e pela Sociedade Brasileira de Cardiologia (SBC). Especialista em Medicina de Emergência pela Associação Brasileira de Medicina de Emergência (ABRAMEDE).

Natali Schiavo Giannetti

Médica Cardiologista. Médica Assistente do Instituto do Coração do Hospital das Clínicas da Faculdade de Medicina da Universidade de São Paulo (InCor/HCFMUSP).

Rodrigo Lemos de Almeida Castro

Residência em Cardiologia pelo Instituto do Coração do Hospital das Clínicas da Faculdade de Medicina da Universidade de São Paulo (InCor/HCFMUSP). Especialista em Insuficiência Cardíaca e Transplante Cardíaco pelo InCor/FMUSP. Médico Cardiologista do Departamento de Cardiologia do Hospital de Base/FAMERP. Professor Colaborador da FAMERP.

Talia Dalçóquio

Doutora em Ciências pela Faculdade de Medicina da Universidade de São Paulo. Cardiologista. Especialização em Coronariopatia Aguda pelo Instituto do Coração do Hospital das Clínicas da Faculdade de Medicina da Universidade de São Paulo (Incor/HCFMUSP).

Vanessa Santos Sallai

Enfermeira Pós-Graduada em Enfermagem em Cardiologia pela Universidade Federal de São Paulo (UNIFESP), MBA. Executivo em Gestão de Clínicas e Hospitais pela Fundação Getúlio Vargas, Instrutora dos Cursos de Suporte Básico e Avançado de Vida em Cardiologia da American Heart Association. Enfermeira no Instituto do Coração do Hospital das Clínicas da Faculdade de Medicina da Universidade de São Paulo (Incor/HCFMUSP) desde 2001. Diretora de Enfermagem do Serviço ao Paciente Externo - Pronto Socorro, Ambulatório, Hospital Dia e Serviço de Diagnóstico por Imagem.

Dedicatória

A todos os profissionais que se dedicam ao cuidado diário de pacientes graves e à Medicina de Emergência, nosso profundo respeito pelo trabalho que realizam!

Prefácio

Cuidados Pós-Ressuscitação: Visão Integrada da Equipe é mais do que um compêndio técnico sobre um tema vital e, muitas vezes, negligenciado. É uma declaração de compromisso com a vida que recomeça, com o cuidado que se estende para além da reversão do evento agudo e com a atuação conjunta de profissionais que compreendem o valor do trabalho em equipe nas horas mais críticas.

Ressuscitar um paciente é, sem dúvida, uma conquista médica e científica – mas é apenas o começo. O verdadeiro desafio está em garantir que esse retorno à vida venha acompanhado de qualidade, dignidade e funcionalidade. Isso exige muito mais do que conhecimento técnico: exige escuta ativa, sensibilidade ética, coordenação interdisciplinar e preparo emocional.

Este livro nasce da prática e da reflexão de profissionais que, diariamente, enfrentam os dilemas do cuidado pós-ressuscitação em diferentes cenários — da emergência ao leito da terapia intensiva, do atendimento pré-hospitalar às decisões no domicílio. Cada capítulo foi pensado para oferecer não apenas fundamentos clínicos sólidos, mas também uma abordagem ampliada, ética e colaborativa, reconhecendo o protagonismo de todos os membros da equipe de saúde.

Nosso objetivo com esta obra é oferecer uma visão integrada, capaz de estimular a construção de protocolos que respeitem as singularidades de cada paciente e, ao mesmo tempo, fortaleçam a atuação coletiva. A diversidade de olhares aqui reunidos representa um avanço importante na construção de uma nova cultura de cuidado: mais humana, mais horizontal, mais eficaz.

Que este volume sirva como referência para a prática, como apoio à formação de novas gerações e como estímulo permanente à reflexão sobre o que significa, de fato, cuidar de quem voltou à vida.

Sergio Timerman

Apresentação

Ao longo dos séculos, a humanidade tem incansavelmente combatido a morte com inestimável esforço, buscando, por meio de diversas crenças, manobras, fármacos e procedimentos, a ressuscitação cardiopulmonar (RCP). No entanto, foi apenas no final dos anos 1950 que práticas antes consideradas menos ortodoxas se transformaram em evidências científicas robustas, passíveis de aplicação na prática clínica diária à beira do leito.

Diversos relatos ao longo da história descreveram as primeiras tentativas de ressuscitação, revelando práticas que evoluíram e se tornaram fundamentais na medicina moderna. As bases do conhecimento atual sobre a mecânica das compressões torácicas e a aplicabilidade da desfibrilação são frutos dessa evolução histórica. A partir dos anos 1960, com o advento de técnicas como a ventilação boca a boca e as compressões torácicas, a abordagem à RCP começou a ser sistematizada. O reconhecimento da importância da sequência de manobras, como compressão e ventilação, estabeleceu as bases para a prática atual. A introdução de diretrizes, como as do International Liaison Committee on Resuscitation (ILCOR), trouxe uma nova perspectiva, fundamentada em evidências, sobre como realizar a RCP de maneira eficaz.

Nesse contexto, os cuidados pós-parada cardiorrespiratória são cruciais para a recuperação do paciente. Este livro explora as etapas que se seguem à ressuscitação, enfatizando a importância da monitorização contínua, do suporte hemodinâmico e das intervenções terapêuticas adequadas. A ressuscitação não termina com a recuperação da circulação espontânea; ela marca apenas o início de um processo que requer atenção contínua e atuação multidisciplinar. A reabilitação, o manejo das complicações e o suporte psicológico são componentes essenciais para garantir a melhor recuperação possível.

Além disso, a obra destaca a importância da formação e do treinamento contínuo de profissionais de saúde, ressaltando a necessidade de simulações e práticas regulares para manter habilidades e conhecimentos atualizados. A integração entre equipes de emergência e unidades de terapia intensiva é fundamental para otimizar o cuidado ao paciente pós-RCP, garantindo uma abordagem coesa e eficaz.

Este livro é um convite para que médicos e demais profissionais de saúde aprofundem seus conhecimentos sobre a RCP e os cuidados pós-parada cardiorrespiratória. Com uma abordagem histórica e científica, esperamos que esta obra sirva como fonte valiosa de informação e inspiração, contribuindo para a melhoria da prática clínica e, consequentemente, para a salvaguarda da vida humana. A luta contra a morte é constante, e a busca por eficiência nas manobras de ressuscitação e nos cuidados subsequentes deve ser uma prioridade para todos nós.

Por meio deste trabalho, almejamos não apenas informar, mas também instigar reflexões sobre a importância da RCP e dos cuidados pós-parada, reafirmando nosso compromisso com a vida e com a saúde. Que este livro inspire uma nova geração de profissionais a se dedicar à arte da ressuscitação e ao cuidado integral do paciente, promovendo uma prática médica que valorize cada vida salva e cada recuperação bem-sucedida.

Hélio Penna Guimarães

Sumário

CAPÍTULO 1

Parada Cardiorrespiratória (PCR): Uma Resposta para a Assistência

Hélio Penna Guimarães • Thatiane Facholi Polastri • Maria Camila Lunardi • Sergio Timerman

Introdução

A parada cardiorrespiratória (PCR) é definida como a cessação súbita e inesperada da atividade cardíaca e respiratória, resultando na ausência de circulação e ventilação efetivas. Este evento crítico é uma das principais causas de morte em adultos e requer uma resposta rápida e eficaz para aumentar as chances de sobrevivência e melhorar os desfechos neurológicos. A taxa de sobrevida global fora do hospital para PCR é inferior a 10%, mas, com intervenções adequadas, esse número pode melhorar significativamente.

A epidemiologia da PCR mostra uma maior incidência em pacientes com doenças cardíacas preexistentes, especialmente doença arterial coronariana. A intervenção rápida e eficiente é essencial, pois o tempo de resposta está diretamente relacionado às chances de sobrevida e à recuperação neurológica do paciente.

Fisiopatologia da PCR

A PCR resulta de vários mecanismos patológicos que afetam a função cardíaca e a ventilação. Nos adultos, a principal causa de PCR é a doença cardíaca isquêmica, enquanto nas crianças, a PCR geralmente decorre de hipóxia ou choque. Outras causas incluem distúrbios eletrolíticos, embolia pulmonar, tamponamento cardíaco e intoxicações.

Os ritmos de PCR são divididos em três categorias principais:

- **Fibrilação ventricular (FV) e taquicardia ventricular sem pulso (TV):** estes são ritmos desorganizados e chocáveis que necessitam de desfibrilação imediata para restaurar um ritmo cardíaco eficaz.
- **Atividade elétrica sem pulso (AESP):** é um ritmo organizado sem pulso palpável, indicando uma disfunção significativa da contração cardíaca.
- **Assistolia:** é a ausência de atividade elétrica detectável, frequentemente associada a um prognóstico ruim.

A *fibrilação ventricular* ocorre quando os ventrículos do coração se contraem de forma rápida e descoordenada, resultando em falha na circulação de sangue oxigenado pelo corpo. A *taquicardia ventricular sem pulso* é uma forma de taquicardia em que os ventrículos se contraem rapidamente sem gerar um pulso palpável. Ambas as condições exigem desfibrilação imediata para reverter o ritmo anormal.

A AESP é caracterizada pela presença de atividade elétrica organizada no coração, mas sem pulso palpável, refletindo uma falha na contração mecânica do coração ou um estado de choque grave.

A *assistolia*, ou "linha reta", indica a ausência de atividade elétrica no coração, sendo frequentemente irreversível e associada a mau prognóstico.

Reconhecimento e diagnóstico

O reconhecimento precoce da PCR é crucial e deve ser feito por meio da avaliação rápida da resposta do paciente e da respiração. A ausência de resposta ao estímulo e a ausência de respiração ou respiração anormal são sinais indicativos de PCR. A palpação dos pulsos centrais, como o carotídeo, pode ser realizada, mas não deve atrasar o início das compressões torácicas.

"Tempo é músculo, tempo é cérebro" destaca a importância de minimizar o tempo entre a identificação da parada e o início das manobras de ressuscitação. O diagnóstico rápido é fundamental para maximizar as chances de sucesso na ressurreição.

Para diagnosticar a PCR:

- **Verifique a responsividade:** sacuda gentilmente o paciente e fale em voz alta se ele estiver bem.
- **Verifique a respiração:** observe se há respiração normal ou apenas *gasping* (respiração agônica).
- **Verifique o pulso:** palpe o pulso carotídeo, simultaneamente à verificação da respiração, por não mais que 10 segundos.

Manejo inicial da PCR

A resposta inicial à PCR é guiada pela cadeia de sobrevivência, que inclui:

1. **Reconhecimento rápido e chamada para ajuda:** identificar rapidamente a PCR e acionar o serviço de emergência.
2. **RCP precoce e de alta qualidade:** iniciar compressões torácicas imediatamente.
3. **Desfibrilação precoce:** use o desfibrilador externo automático (DEA) o mais rápido possível em ritmos chocáveis.
4. **Suporte avançado de vida (ALS):** intervenções avançadas, como manejo das vias aéreas, administração de medicamentos e monitoramento contínuo.
5. **Cuidados pós-ressuscitação:** estabilização e cuidados intensivos após o retorno da circulação espontânea (RCE).

RCP de alta qualidade

A RCP de alta qualidade é o pilar fundamental na resposta à PCR. As compressões torácicas devem ser realizadas a uma profundidade de 5-6 cm e uma frequência de 100-120 compressões por minuto, garantindo o retorno completo do tórax entre as compressões. A ventilação deve ser realizada a cada 30 compressões, administrando duas ventilações de 1 segundo cada, com elevação visível do tórax.

A American Heart Association (AHA) enfatiza a importância da RCP de alta qualidade com foco em cinco componentes principais:

- **Frequência de compressão adequada:** 100-120 compressões por minuto.
- **Profundidade de compressão adequada:** 5-6 cm (2-2,4 polegadas) em adultos.
- **Retorno completo do tórax após cada corte.**
- **Minimizar as interrupções das compressões torácicas.**
- **Ventilação adequada:** evitar hiperventilação, administrar ventilação de 1 segundo com elevação visível do peito.

Uso do desfibrilador

A desfibrilação é o tratamento definitivo para ritmos chocáveis, como FV e TV sem pulso. O uso do DEA deve ser imediato e seguir as instruções do aparelho para minimizar as tensões nas compressões torácicas durante o processo de desfibrilação.

Para usar um DEA:

- Ligue o aparelho e siga as instruções de voz.
- Aplique os eletrodos no tórax do paciente conforme indicado.
- Certifique-se de que ninguém esteja tocando o paciente durante a análise do ritmo.
- Se o DEA indicar o choque, assegure-se de que ninguém esteja tocando o paciente antes de administrar o choque.
- Após o choque, retome as compressões torácicas.

Medicamentos durante a PCR

As medicações utilizadas durante a PCR incluem:

- **Epinefrina:** administrada a cada 3-5 minutos durante o RCP para aumentar a perfusão coronariana.
- **Amiodarona e lidocaína:** utilizadas em casos de FV/TV sem pulso refratário à desfibrilação.
- **Outros medicamentos:** incluem bicarbonato de sódio em casos de acidose grave e sulfato de magnésio para Torsades de Pointes.

A epinefrina é um agente vasopressor que aumenta a perfusão cerebral e coronária durante o RCP. A amiodarona e a lidocaína são antiarrítmicos utilizados para tratar FV/TV sem pulso que não respondem à desfibrilação.

Manejo das causas reversíveis

Identificar e tratar as causas reversíveis da PCR é essencial. As principais causas são conhecidas como "H e T":

- **H:** hipóxia, hipovolemia, hipotermia, hipercalemia/hipocalemia, hidrogênio (acidose).
- **T:** pneumotórax, tamponamento cardíaco, tromboembolismo pulmonar, trombose coronária, intoxicações.

Cada uma dessas condições pode ser diagnosticada e tratada durante a RCP. Por exemplo, a hipovolemia pode ser tratada com administração de fluidos intravenosos, e o tamponamento cardíaco pode necessitar de pericardiocentese.

Cuidados pós-ressuscitação

Os cuidados pós-ressuscitação visam estabilizar o paciente e prevenir a recorrência da PCR. Isso inclui:

- **Otimização hemodinâmica e ventilatória:** manter a pressão arterial e oxigenação adequadas.
- **Modulação da temperatura:** utilizada para neuroproteção em pacientes comatosos após RCE.
- **Monitoramento contínuo e intervenções específicas:** avaliação e tratamento contínuo de possíveis complicações.

Considerações especiais

Cada ambiente de atendimento e grupo de pacientes apresenta desafios específicos. Em ambientes hospitalares, a disponibilidade de recursos avançados e equipes treinadas é maior, enquanto no ambiente pré-hospitalar, o tempo de resposta e o transporte rápido são críticos. Em pediatria, a etiologia e o manejo da PCR diferem significativamente dos adultos, exigindo adaptações nas intervenções.

Pacientes com condições específicas, como grávidas ou vítimas de trauma, também trazem considerações especiais. Por exemplo, em grávidas, o aumento uterino pode comprometer o retorno venoso, exigindo manobras específicas, como o deslocamento uterino manual para a esquerda.

Educação e treinamento em PCR

O treinamento contínuo em PCR é essencial para manter as habilidades dos profissionais de saúde. Simulações realistas e exame clínico estruturado objetivo (da sigla em inglês, OSCE – Objective Structured Clinical Examination) são métodos eficazes para preparar profissionais para situações reais de PCR. A educação contínua e a atualização com as diretrizes mais recentes são fundamentais

Programas de treinamento, como o Advanced Cardiac Life Support (ACLS), oferecem aos profissionais de saúde as habilidades e conhecimentos necessários para responder efetivamente à PCR. A prática regular e a avaliação contínua das habilidades são cruciais para manter a competência e as habilidades inerentes ao procedimento.

Aspectos éticos e determinação de não ressuscitar

Aspectos éticos e legais, como decisões de não ressuscitação (DNR), devem ser considerados. A comunicação com a família é um componente crítico, especialmente em situações de prognóstico reservado. A documentação necessária das intervenções e decisões durante a PCR é crucial para garantir a continuidade do cuidado.

As decisões de limitar ou interromper a ressuscitação devem ser baseadas em considerações éticas, prognósticas e legais. A comunicação clara e compassiva com a família é essencial para discutir as opções e respeitar as preferências.

Conclusão

A parada cardiorrespiratória é uma emergência médica que requer uma resposta rápida e coordenada. A prontidão e a prática contínua são essenciais para melhorar os resultados e salvar vidas. Com o treinamento adequado, a aplicação de diretrizes mais recentes e o uso de novas tecnologias, as chances de sobrevivência e recuperação de pacientes podem ser significativamente maiores.

Bibliografia

Kleinman ME, Goldberger D, Rea T, Swor RA, Bobrow BJ, Brennan EE, et al. Update of the American Heart Association Guidelines for Cardiopulmonary Resuscitation and Emergency Cardiovascular Care. Circulation. 2018 Jan 2;137(1):e7-e13.

Maconochie IK, Bingham R, Eich C, Herce JL, Nunez AR, Rajka T, et al. European Resuscitation Council Guidelines for Resuscitation 2015: Section 6. Pediatric Life Support. Resuscitation. 2015 Oct:95:223-48.

Neumar RW. Part 8: Advanced Cardiovascular Life Support for Adults: 2020 American Heart Association Guidelines for Cardiopulmonary Resuscitation and Emergency Cardiovascular Care. Circulation. 2020;14 (18 Suppl 3):S729-67.

Nolan JP, Soar J, Bottiger BW, Carli P, Couper K, Deakin CD, et al. European Resuscitation Council Guidelines for Resuscitation 2021. Resuscitation. 2021;161:1-60.

Panchal AR, Bartos JA, Cabañas JG, Donnino MW, Drennan IR, Hirsch KG, et al. Part 3: adult basic and advanced life support: 2020 American Heart Association guidelines for cardiopulmonary resuscitation and emergency cardiovascular care. Circulation. 2020;142(16_Suppl_2):S366-S468.

CAPÍTULO 2

Suporte Básico de Vida

Beatriz Santana Watanabe • Giulia Matiusso Zumbano • Hélio Penna Guimarães

Suporte básico de vida

O suporte básico de vida (SBV) é um protocolo de atendimento voltado para a assistência em ambiente extra ou intra-hospitalar, focado no reconhecimento e na realização de manobras imediatas de ressuscitação cardiopulmonar (RCP), com o objetivo manter a vítima de parada cardiorrespiratória (PCR) com circulação mínima e viabilidade até a recuperação da circulação espontânea, o acesso à desfibrilação ou o suporte avançado de vida.

A cadeia de sobrevivência pré-hospitalar (Figura 2.1) é um método de organizar de forma sistemática o atendimento fora do hospital e destaca a necessidade do conhecimento e engajamento da população para melhorar o prognóstico da vítima. Consiste em passos que devem ser seguidos de forma sequencial: reconhecer a PCR, telefonar para o serviço de emergência, realizar a RCP e utilizar o desfibrilador externo automático (DEA). Em seguida, a equipe de ressuscitação avançada chega ao local e continua o atendimento, estabilizando e transferindo o paciente ao hospital. Ademais, a cadeia de sobrevivência inclui os processos de cuidado pós-PCR e a reabilitação do paciente e de seus familiares.

O primeiro passo do atendimento à PCR é analisar a segurança do local. Em seguida, o reconhecimento da PCR pode ser feito ao tocar na pessoa e perguntar se ela está bem, determinando assim a responsividade ou não da vítima. Essa forma de reconhecimento, ou seja, observando a redução do nível de consciência associada à percepção de alterações na respiração, como a presença de esforço respiratório (*gasping*), é preferível entre leigos. Segundo as recomendações da American Heart Association (AHA) de 2020, pessoas leigas devem iniciar a RCP mesmo sem a certeza de que se trata

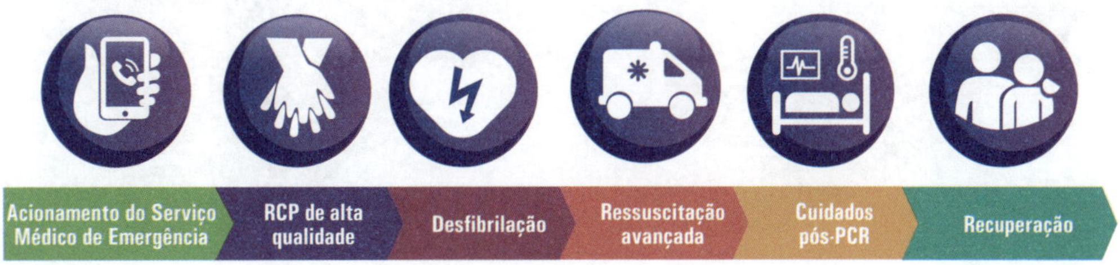
Acionamento do Serviço Médico de Emergência
RCP de alta qualidade
Desfibrilação
Ressuscitação avançada
Cuidados pós-PCR
Recuperação

Figura 2.1. Cadeia de sobrevivência – AHA (American Heart Association).

de uma PCR, pois o risco de danos aos indivíduos que recebem uma RCP desnecessária é baixo; enquanto os danos causados por não iniciar a RCP quando necessário podem ser graves. O início precoce da RCP é o passo mais importante para reduzir complicações neurológicas e aumentar as chances de sobrevivência pós-PCR. Profissionais de saúde podem ainda palpar o pulso da vítima, atentando-se para não prolongar essa tentativa por mais de 10 segundos.

Depois do reconhecimento da PCR, o próximo passo da cadeia de sobrevivência é o acionamento do serviço médico de emergência, informando o local da emergência, o que aconteceu, o número de pessoas que precisam de ajuda, a condição de saúde da vítima e o que está sendo feito (por exemplo, "Estamos realizando as compressões torácicas"). De forma simultânea, deve-se iniciar a RCP o mais cedo possível, sem necessidade de remoção das roupas.

Os socorristas leigos podem começar realizando as compressões torácicas, não sendo obrigatórias a realização de ventilação concomitantemente, uma vez que as compressões torácicas são o principal componente para manejo de uma PCR. Contudo, alguns estudos observacionais mostram melhores resultados em pacientes que recebem compressões associadas à ventilação, em comparação com aqueles que recebem apenas compressões. Portanto, se os socorristas forem bem treinados ou da área da saúde, devem realizar tanto as compressões quanto as ventilações.

Para realizar as compressões torácicas, o socorrista deve posicionar a base de uma mão no centro do tórax, sobre a parte inferior do osso esterno, e a base da outra mão sobre a primeira, garantindo um alinhamento adequado entre as mãos, mantendo-as em paralelo (Figura 2.2). Os dedos podem ser deixados estendidos ou intercalados, mas devem ficar fora do tórax da vítima. Durante a realização das compressões, os cotovelos devem ficar retos e os braços esticados. As compressões devem ter uma profundidade de 5-6 cm, com frequência de 100 a 120 compressões por minuto, permitindo o retorno da expansão torácica após cada compressão.

A fração de compressão durante a RCP refere-se à proporção do tempo em que são realizadas compressões torácicas em relação ao tempo total da ressuscitação. Uma fração de compressão ideal é aquela que mantém um ritmo consistente de compressões torácicas de alta qualidade. Segundo as recomendações da AHA 2020, em adultos em PCR, a fração de compressão deve ser de, no mínimo, 60% para aumentar as chances de um desfecho favorável. Assim, o tempo de pausa para realizar a ventilação deve ser o mais curto possível.

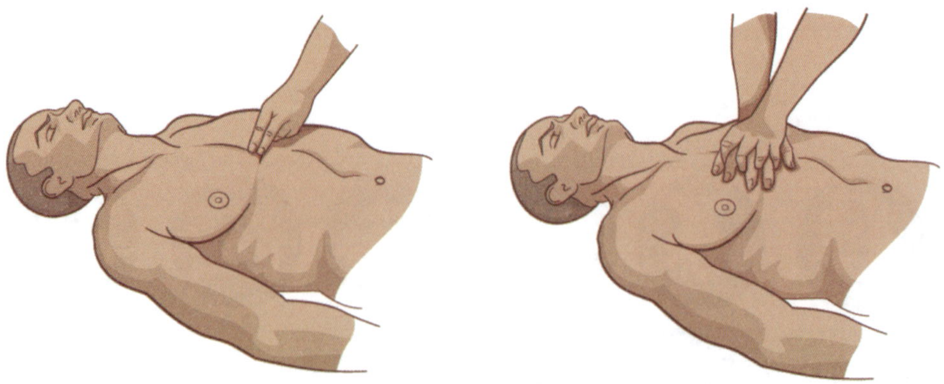

Figura 2.2. Técnica correta para realização das compressões torácicas durante a RCP.

Caso sejam realizadas apenas compressões torácicas por longos períodos, devemos nos preocupar especialmente em casos de parada cardíaca por asfixia, uma vez que a realização de compressões sem a ventilação por longos períodos pode diminuir a oxigenação durante a PCR. Segundo a revisão sistemática realizada pela ILCOR em 2020, em casos onde há um socorrista capacitado, é recomendado que, a partir do início das compressões torácicas, um socorrista se dedique exclusivamente à ventilação do paciente.

Uma via aérea pérvia é imprescindível para a ventilação e oxigenação, devendo ser monitorada e verificada constantemente. Para estabilizar a via aérea, o profissional da saúde pode utilizar a manobra de "Head Tilt-Chin Lift" ou "Jaw thrust" (Figura 2.3), sendo a última preferida em casos de suspeita de lesão cervical. Na manobra de "Jaw thrust", a coluna cervical deve ser mantida estável, enquanto os polegares são posicionados sobre os ossos zigomáticos em ambos os lados da face e os dedos indicadores e médio no ângulo da mandíbula, tracionando-a para frente. Dessa forma, permite-se a abertura da via aérea com pouco ou nenhum movimento da cervical.

Por outro lado, a manobra de manobra de "Head Tilt-Chin Lift" consiste no posicionamento do socorrista ao lado do paciente, com a palma de uma mão sobre a região frontal, empurrando suavemente para realizar uma hiperextensão da cabeça, enquanto os dedos da outra mão são colocados sob a região mandibular da vítima, elevando o queixo. A manobra de "Jaw thrust" apresenta desvantagens para pacientes com limitações da abertura bucal, enquanto a "Head Tilt-Chin" é contraindicada em pacientes politraumatizados com suspeita de lesão cervical, pois a movimentação da cervical pode aumentar os riscos de danos à medula espinal da vítima.

Além disso, caso os socorristas sejam treinados, pode-se realizar a inserção de dispositivos para estabelecer uma via aérea pela orofaringe ou nasofaringe; dando preferência à via orofaríngea, uma vez que o posicionamento pela nasofaringe está associado ao risco de inserção intracraniana da cânula em pacientes com fraturas de base de crânio. Normalmente, a primeira tentativa de ventilação é por meio da bolsa válvula-máscara (Figura 2.4). O volume médio ideal de ar fornecido por ela é de cerca de 500-600 mL, ou aquele em que se observa a elevação do tórax da vítima.

A utilização da bolsa válvula-máscara é mais efetiva quando dois socorristas treinados estão trabalhando em conjunto, sendo um responsável por acoplar corretamente a máscara ao rosto da vítima e o outro por comprimir a bolsa lentamente, por aproximadamente 2 segundos. Porém, quando há apenas um socorrista, este deve se posicionar na parte superior da cabeça da vítima e aplicar a máscara no rosto da pessoa com uma mão, usando a ponte nasal como guia para o posicionamento

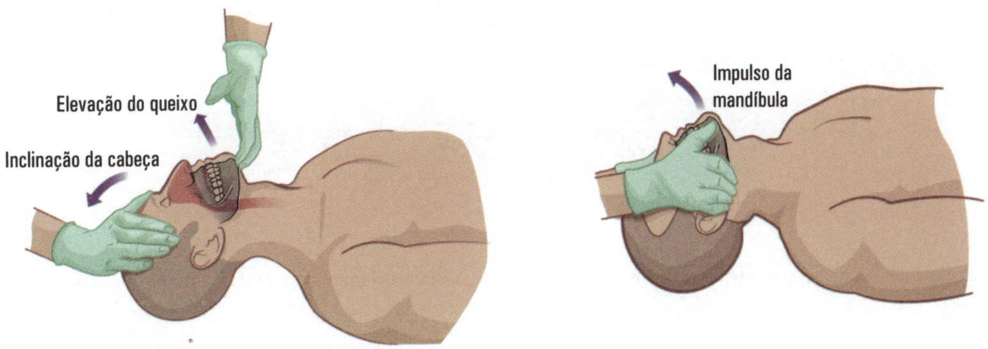

Figura 2.3. Manobras de abertura de via aérea: Head Tilt-Chin Lift e Jaw Thrust.

correto da máscara enquanto coloca o terceiro, quarto e quinto dedos dessa mão ao longo da mandíbula, formando um "C" e um "E" com permite-se o polegar e o indicador (Figura 2.5). Com a outra mão, o socorrista deve realizar a compressão da bolsa de ar por 2 segundos.

Durante a ventilação, o uso de volumes correntes menores é vantajoso por diminuir o risco de infecção gástrica, diminuindo o risco de regurgitação, aspiração e pneumonia; no entanto, isso pode aumentar o risco de desenvolver hipóxia e hipercarbia.

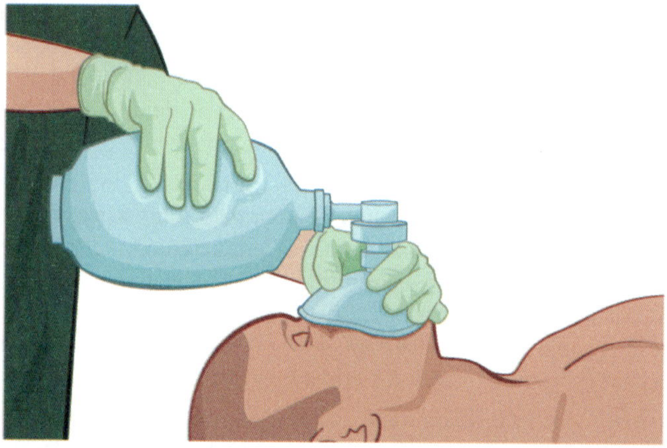

Figura 2.4. Ventilação com bolsa-válvula-máscara: aplicação do dispositivo por socorrista.

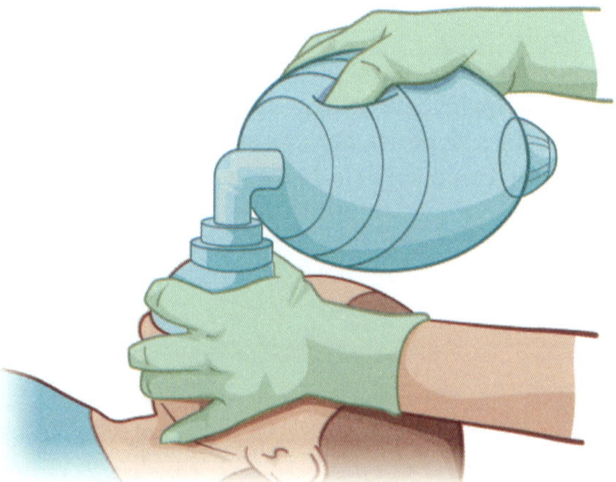

Figura 2.5. Posicionamento das mãos em "C" e "E" para ventilação com bolsa-válvula-máscara.

Para melhorar a qualidade da RCP, as interrupções devem ser minimizadas durante a realização das compressões, mantendo um ritmo e profundidades adequados e evitando ventilações em excesso. Ademais, caso seja possível realizar a ventilação, recomenda-se que, para cada 30 compressões, sejam realizadas 2 ventilações. Se houver mais de um socorrista assistindo à PCR, eles devem alternar a cada 2 minutos entre posições, evitando que as compressões sejam comprometidas por fadiga.

Quando o DEA estiver disponível, deve-se remover todas as roupas e adornos que estão em contato com o tórax. Em seguida, realiza-se o posicionamento dos eletrodos adesivos: um na região infraclavicular direita e outro na região anterolateral esquerda (Figura 2.6). O próprio dispositivo será responsável por analisar o ritmo e aplicar o choque quando necessário. Enquanto se aguarda a análise do ritmo, a RCP deve ser mantida. Após o primeiro choque, a RCP deve ser imediatamente retomada, em vez de tentar uma nova desfibrilação instantaneamente, já que essa conduta está relacionada com um melhor prognóstico. A nova análise de ritmo e conduta fornecida pelo DEA ocorrem a cada 2 minutos. Durante esse tempo, a RCP deve ser mantida. Se após 2 minutos o DEA analisar o ritmo e indicar "choque não recomendado" reinicie imediatamente a RCP se a vítima não apresentar sinais evidentes de vida.

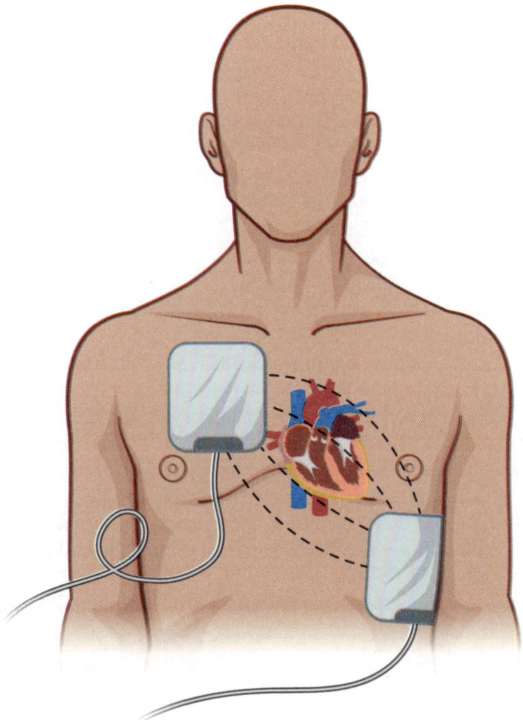

Figura 2.6. Posicionamento correto dos eletrodos do desfibrilador externo automático (DEA).

É importante lembrar que no município de São Paulo, a Lei n. 13.945, de 7 de janeiro de 2005, estabelece a obrigatoriedade da manutenção de aparelho de DEA em locais com uma média diária de concentração/circulação de 1.500 ou mais pessoas. O não cumprimento dessa lei resulta em uma multa de dois mil reais, que será aplicada semanalmente até a regularização da infração.

Os profissionais de saúde socorristas devem saber distinguir quando os esforços para RCP devem ser cessados e quando devem ser mantidos, com a posterior transferência para o serviço hospitalar. Para isso, três variáveis devem ser consideradas: se a equipe socorrista presenciou a PCR, se houve retorno da circulação durante atendimento pré-transporte e se a vítima recebeu desfibrilação antes do transporte. Caso a resposta seja negativa para as três, a RCP deve ser finalizada, visto que a probabilidade de sobrevivência é inferior a 1%. Entretanto, se uma das perguntas tiver resposta afirmativa, a RCP deve ser mantida e a vítima deve ser transferida ao serviço hospitalar.

Bibliografia

American Heart Association. Destaques 2020 – Diretrizes de Emergência Cardiovascular e Cuidados de Reanimação. Disponível em: https://cpr.heart.org/-/media/cpr-files/cpr-guidelines-files/highlights/hghlghts_2020eccguidelines_portuguese.pdf. Acesso em: 18 de março de 2024.

American Heart Association. Part 3: Adult Basic and Advanced Life Support: 2020 American Heart Association Guidelines for Cardiopulmonary Resuscitation and Emergency Cardiovascular Care. Circulation, v. 142, n. 16_suppl_2, p. S366-S468, out. 2020. DOI: 10.1161/CIR.0000000000000916. PMID: 33081529. Disponível em: https://www.ahajournals.org/doi/abs/10.1161/CIR.0000000000000916. Acesso em: 18 de março de 2024.

Christenson, J. Chest compression fraction determines survival in patients with out-of-hospital ventricular fibrillation. Circulation. 2009;120:1241-7. DOI: 10.1161/CIRCULATIONAHA.109.852202.

Edelson DP, Abella BS, Johansen JK, Wik L, Barry AM, Merchant RM, et al. Effects of compression depth and pre-shock pauses predict defibrillation failure during cardiac arrest. Resuscitation. 2006;71:137-45. DOI: 10.1016/j.resuscitation.2006.04.008.

Guidelines 2000 for Cardiopulmonary Resuscitation and Emergency Cardiovascular Care. Part 3: adult basic life support. Circulation. 2000 Aug 22;102(8 Suppl):I22-59.

National Association of Emergency Medical Technicians. PHTLS – Suporte de vida no trauma pré-hospitalar. 9. ed. Jones & Bartlett Publishers, 2018.

Prefeitura Municipal de São Paulo. Lei n. 13.945, de 7 de janeiro de 2005. Disponível em: https://legislacao.prefeitura.sp.gov.br/leis/lei-13945-de-07-de-janeiro-de-2005. Acesso em: 21 de março de 2024.

Reynolds JC, Issa MS, Nicholson TC, Drennan IR, Berg KM, O'Neil BJ, et al. Prognostication with point-of--care echocardiography during cardiac arrest: a systematic review. Resuscitation, 2020 Jul:152:56-68.

Talikowska M, Tohira H, Finn J. Qualidade da ressuscitação cardiopulmonar e resultado de sobrevivência do paciente na parada cardíaca: uma revisão sistemática e metanálise. Ressuscitação. 2015;96:66-77. DOI: 10.1016/j.resuscitation.2015.07.036.

Tevatia S. Medical emergencies in dental practice: a review. World Journal of Pharmaceutical and Life Sciences. 2016;2(4):129-45.

CAPÍTULO 3

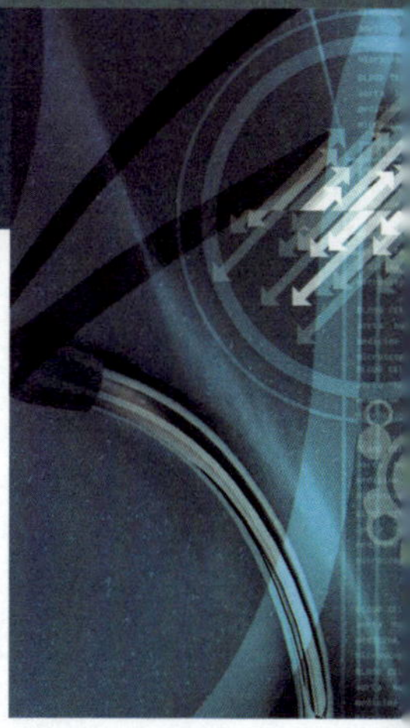

Suporte Avançado de Vida e os Seis Elos da Cadeia de Sobrevivência

Sergio Timerman • Ewandro Moura • Andrei Catarino • Natali Schiavo Giannetti

Os seis elos da cadeia de sobrevivência

A qualidade da ressuscitação e o sucesso na obtenção de bons resultados no tratamento de pacientes críticos dependem da boa organização de todo o sistema de saúde. Fornecer cuidados de ressuscitação envolve aspectos estruturais (pessoal, equipamentos, educação, coleta de dados) produzindo um sistema (organizações, culturas) que leva a um resultado final adequado: a qualidade e a segurança no cuidado ao paciente.

A logística da cadeia de sobrevivência nos fornece elementos para salientar as partes importantes de cada etapa no cuidado ao paciente. Para melhorar a compreensão, elas foram divididas em parada cardiorrespiratória (PCR) extra-hospitalar e parada cardíaca intra-hospitalar, de acordo com as Diretrizes da American Heart Association (AHA) de 2015. Independentemente de onde ocorre a parada cardíaca, o destino final é a unidade de emergência de um hospital ou a unidade de cuidados intensivos. Os cuidados pós-parada cardíaca são o elo final de ambas as cadeias.

Parada cardíaca intra-hospitalar

No ambiente intra-hospitalar, o cuidado ao paciente vítima de uma parada cardíaca depende de um sistema de vigilância e prevenção adequados. Quando a PCR ocorre, a pronta notificação e resposta rápida acontecem por meio de uma interação eficiente entre vários profissionais de saúde, como médicos, enfermeiros e fisioterapeutas. Esse time proverá RCP de alta qualidade, desfibrilação imediata e suporte avançado de vida cardiovascular (SAVC), quando apropriado.

A parada cardíaca intra-hospitalar frequentemente ocorre devido a insuficiência respiratória aguda ou choque hemodinâmico progressivo, fatores que poderiam ser corrigidos por meio de vigilância e reconhecimento precoces, salientando a importância do time de resposta rápida (TRR) ou equipe médica de emergência (EME). Sinais clínicos em deterioração podem antecipar a ocorrência de uma parada cardíaca, como taquipneia, taquicardia e hipotensão. Reconhecendo esses sinais e buscando a estabilidade clínica, é possível prevenir a parada cardíaca.

A qualidade da RCP fornecida pela equipe depende das habilidades e experiências de cada integrante (médicos, fisioterapeutas, enfermeiros), bem como de constante atualização e treinamento da equipe. A comunicação em alça fechada, o uso de *feedback* e o *debriefing* auxiliam muito na correção de erros e melhoram a qualidade do tratamento da PCR. Após o retorno da circulação espontânea (RCE), deve-se otimizar a hemodinâmica, tratar e reverter a condição que causou a PCR.

Protocolos de pós-parada cardíaca com equipe multiprofissional estruturada e cuidados adequados em UTI contribuem para a melhora clínica e neurológica desses pacientes.

1º Elo: Vigilância

2º Elo: Reconhecimento

3º Elo: RCP precoce e de qualidade

4º Elo: Rápida desfibrilação

5º Elo: Cuidados pós-PCR integrados

6º Elo: Reabilitação

Parada cardíaca extra-hospitalar

Esses pacientes dependem de elementos da comunidade para a fase inicial do atendimento. Na ocorrência de uma parada cardíaca, transeuntes podem reconhecê-la, pedir ajuda, iniciar manobras de ressuscitação cardiopulmonar (RCP) e aplicar desfibrilação com desfibrilador externo automático (DEA) até que um time de profissionais treinados em emergência assuma o cuidado do paciente. Caso esse suporte comunitário não aconteça e o paciente permaneça sem ressuscitação até a chegada da equipe, as chances de sobrevivência diminuem significativamente.

Programas comunitários de acesso ao DEA e treinamento em RCP podem melhorar significativamente a chance de sucesso no tratamento de uma parada cardíaca.

Os serviços de emergência devem ser acionados via telefone (192 – Serviço de Atendimento Médico de Urgência) e devem reconhecer os sinais de parada cardíaca e incentivar a realização de compressões torácicas, quando indicadas. Durante esse atendimento, é importante lembrar que as respirações agônicas não são respirações efetivas e frequentemente estão presentes em casos de PCR (até 50% dos casos). Para pacientes arresponsivos ou com respiração agônica, assume-se que o paciente está em PCR, e incentiva-se compressões torácicas para o indivíduo que está atendendo a PCR.

O uso de mídias sociais, como ligações via computador e mensagens de texto, pode auxiliar no acionamento da EME para o local de atendimento.

Ao chegar ao local, a EME pode fornecer o SAVC, com monitorização do eletrocardiograma (ECG) de 12 derivações, terapia elétrica, acesso vascular, intervenções farmacológicas e via aérea avançada.

Em se tratando de síndrome coronária aguda, salienta-se que é possível o fornecimento de aspirina pelo transeunte se orientado pela EME. Ao chegar à cena, realiza-se o ECG de 12 derivações e administra-se aspirina, nitrato ou outras medicações, se necessário. Na ocorrência de infarto com supradesnivelamento do segmento ST, a fibrinólise extra-hospitalar melhora a sobrevida do paciente. O encaminhamento deve ser rápido e para um centro que disponha de infraestrutura para o tratamento desses pacientes, sobretudo laboratório para intervenção coronariana percutânea. É frequente a associação entre síndrome coronária aguda e PCR, reforçando a necessidade de tratamento precoce do paciente para evitar sua deterioração clínica.

1º Elo: Reconhecimento e pedido de ajuda

2º Elo: RCP precoce

3º Elo: Rápida desfibrilação

4º Elo: Suporte avançado de vida eficaz

5º Elo: Cuidados pós-PCR integrados

6º Elo: Reabilitação

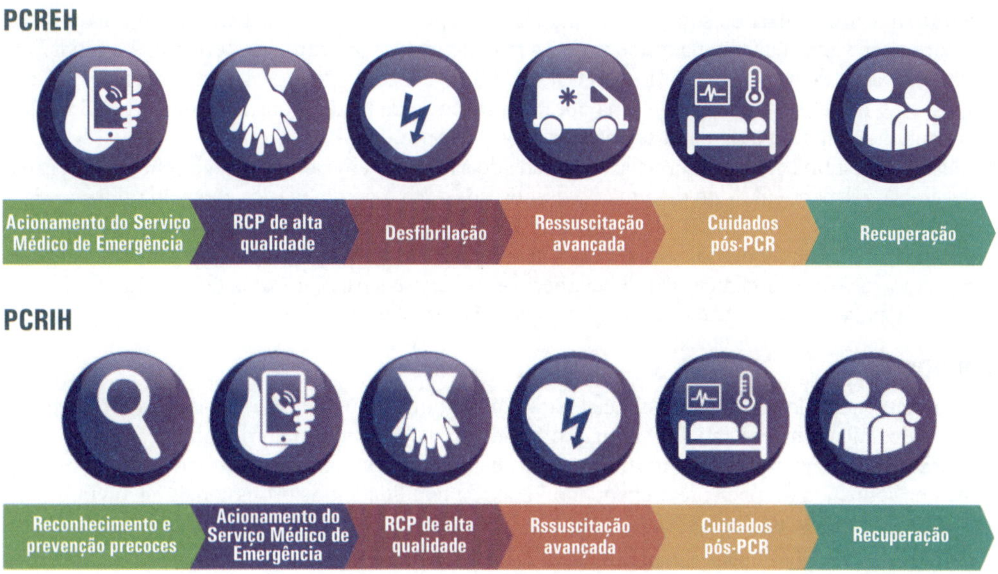
PCREH
Acionamento do Serviço Médico de Emergência
RCP de alta qualidade
Desfibrilação
Ressuscitação avançada
Cuidados pós-PCR
Recuperação
PCRIH
Reconhecimento e prevenção precoces
Acionamento do Serviço Médico de Emergência
RCP de alta qualidade
Rssuscitação avançada
Cuidados pós-PCR
Recuperação

Figura 3.1. Cadeia de sobrevivência intra-hospitalar (PCRIH) e extra-hospitalar (PCREH) – AHA.

6º Elo

Um sexto elo, Recuperação, foi adicionado às cadeias de sobrevivência da PCRIH e PCREH.

Como a reabilitação pós-PCR continua muito tempo depois da hospitalização inicial, os pacientes devem ser submetidos a avaliações e receber suporte formal para suas necessidades físicas, cognitivas e psicossociais.

Após uma ressuscitação, o ***debriefing*** para socorristas leigos, profissionais do SME e profissionais de saúde no hospital pode ser benéfico para o suporte à saúde mental e bem-estar desses indivíduos.

Suporte avançado de vida

O suporte avançado permite, após a monitorização do paciente, a identificação do tipo de parada cardiorrespiratória, possibilitando a administração de choque e medicações de acordo com o ritmo identificado.

Existem dois tipos de parada: as chocáveis e as não chocáveis. As paradas que ocorrem em ambiente extra-hospitalar são, na sua maioria, de causa cardíaca (56% a 74%), manifestando-se principalmente como fibrilação ventricular. Já no ambiente hospitalar, as causas predominantes são a hipóxia, na forma de atividade elétrica sem pulso (37%), e a assistolia (39%).

Medicações e choque na parada

- *Vasopressor*: epinefrina é a medicação de escolha, devido ao seu efeito α-adrenérgico, que aumenta a perfusão coronária e cerebral durante a parada cardiorespiratória. A dose indicada é de 1 mg, podendo ser repetida a cada 3 a 5 minutos. Estudos não mostraram vantagens em relação a vasopressina, tanto como terapêutica combinada quanto como único vasopressor, desse modo a AHA, no ***guideline*** de 2015, removeu a opção de vasopressina, deixando a epinefrina como vasopressor indicado.

- *Antiarrítmicos*: utilizados somente em paradas chocáveis, após a refratariedade ao choque e ao vasopressor, visando facilitar a restauração e a manutenção de um ritmo de perfusão. A amiodarona é a medicação de escolha, com dose inicial de 300 mg, seguida de uma segunda dose de 150 mg após 3 a 5 minutos. A lidocaína é uma opção na ausência da amiodarona na dose de 1–1,5 mg/kg, podendo repetir a metade da dose anterior após 3 a 5 minutos.
- *Choque*: a desfibrilação deve ser realizada a cada dois minutos em casos de parada chocável. A carga selecionada depende do tipo de onda do desfibrilador. No caso de bifásica exponencial truncada o primeiro choque pode utilizar um valor entre 150 e 200 J, e no caso de bifásica retilínea, um valor inicial de 120 J, aumentando em choques subsequentes até o máximo do equipamento. Caso as especificações do fabricante sejam desconhecidas, utiliza-se a carga máxima (200 J). Em desfibriladores monofásicos, a carga é máxima (360 J) desde o primeiro choque.

Via aérea

A manutenção da via aérea é essencial para um melhor prognóstico da parada cardiorrespiratória. Estudos mostram que tanto a ventilação bolsa-válvula-máscara quanto a obtenção de uma via aérea avançada, seja por tubo endotraqueal ou dispositivo supraglótico, apresentaram os mesmo efeitos na sobrevida do paciente, dependendo mais da habilidade dos profissionais envolvidos para a escolha do método de ventilação.

As ventilações com bolsa-válvula-máscara ligada a uma fonte de oxigênio devem ser alternadas com as compressões na proporção de 30 compressões para cada 2 ventilações. Nas paradas intra-hospitalares, é crucial considerar a hipóxia como possível causa.

A obtenção de uma via aérea avançada pode ser realizada por uma intubação endotraqueal ou máscara laríngea. De acordo com o ***guideline*** de 2020 da AHA, ficou determinado que, após a sua obtenção, a frequência de ventilação será de 10 por minuto, ou seja, uma ventilação a cada 6 segundos, desassociada das compressões torácicas.

A capnografia com forma de onda (medida do CO_2 exalado) permite a avaliação das compressões durante a parada. É recomendada sua utilização após a intubação: valores de $PETCO_2$ abaixo de 10 mmHg indicam compressões ineficazes, enquanto valores acima de 35 mmHg sugerem um retorno da circulação espontânea. Estudos indicam que a manutenção de um $PETCO_2$ menor do que 10 mmHg após 20 minutos de ressuscitação indica baixas chances de um retorno à circulação espontânea, podendo em uma abordagem multimodal auxiliar na decisão de encerrar os esforços de ressuscitação; porém, não é indicado como único critério.

Paradas chocáveis

As paradas que necessitam de desfibrilação rápida (choque) são a fibrilação ventricular e a taquicardia ventricular sem pulso.

Após cada desfibrilação, inicia-se imediatamente o ciclo de 2 minutos de compressões, realizadas por profissionais treinados. No primeiro ciclo, a administração de drogas vasopressoras não é indicada; estas só devem ser utilizadas em caso de parada refratária à desfibrilação, ou seja, após o segundo choque, como definido no ***guideline*** da AHA de 2020.

A cada 2 minutos, persistindo a fibrilação ventricular ou a taquicardia ventricular sem pulso, aplica-se uma nova desfibrilação e inicia-se um novo ciclo de compressões. No segundo ciclo, administra-se a primeira dose de epinefrina (1 mg), podendo repetir a cada 3 a 5 minutos. Se após as desfibrilações e a primeira dose de vasopressor o ritmo permanecer refratário, utiliza-se amiodarona (300 mg), com uma dose adicional de amiodarona de 150 mg após 3 a 5 minutos, se necessário.

Para otimizar a condução do atendimento à parada, pode-se considerar uma abordagem cíclica, alternando entre ciclos de vasopressores e ciclos de antiarrítmicos.

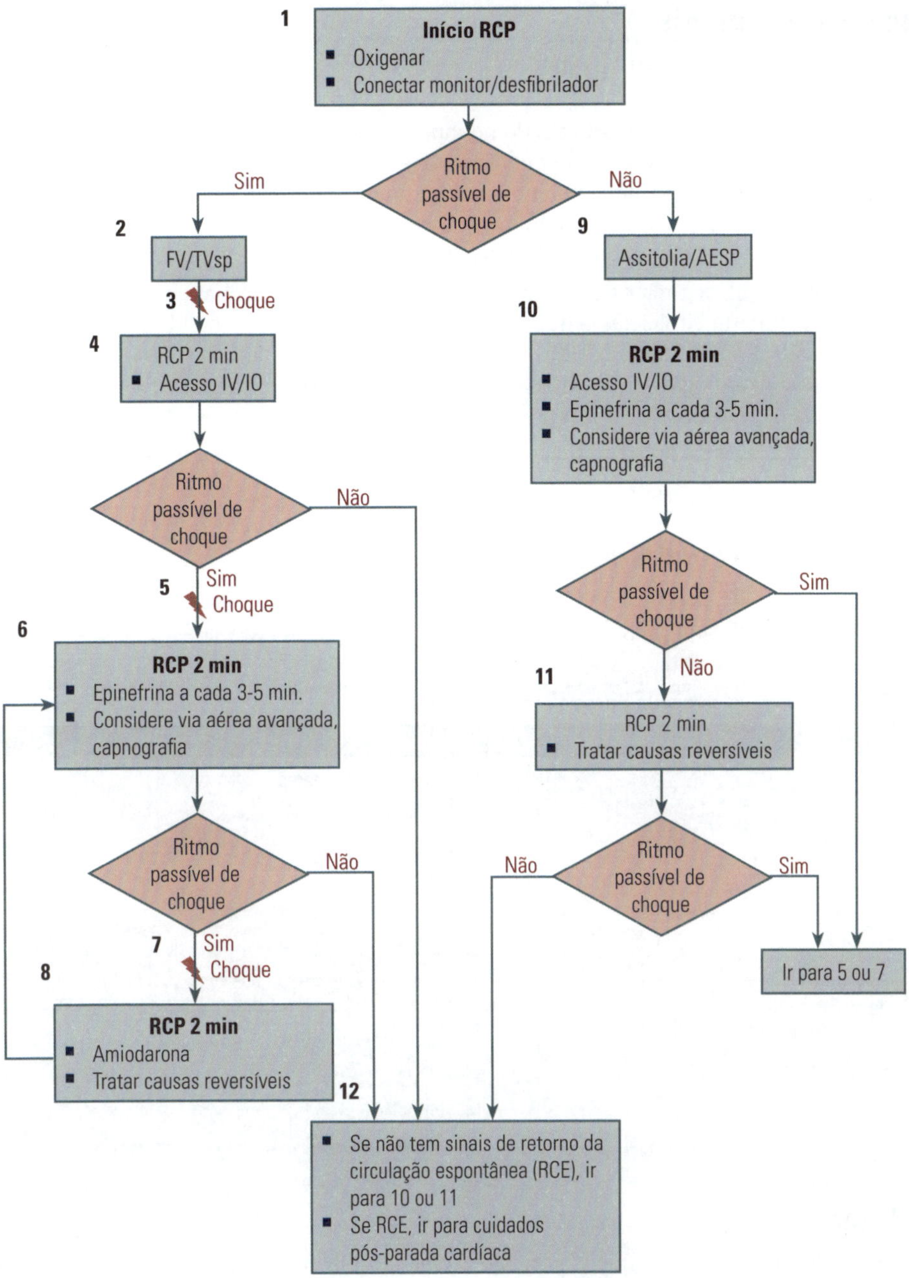

Figura 3.2. Algoritmo de suporte avançado de vida na parada cardiorrespiratória – AHA 2020.

Paradas não chocáveis

O segundo tipo de parada são as com ritmos não chocáveis, que incluem a atividade elétrica sem pulso (AESP) e a assistolia.

A AESP consiste em um ritmo organizado no monitor, porém sem uma resposta mecânica adequada, caracterizada pela ausência de débito cardíaco e de pulso. Já a assistolia, termo de origem grega, é identificada como uma linha reta no monitor, sendo confirmada após checagem dos cabos de monitorização, aumento do ganho do monitor ao máximo (fazendo-se o diferencial com a fibrilação ventricular muito fina) e mudança de derivação.

Após a identificação de uma parada não chocável, deve-se iniciar as manobras de ressuscitação cardiopulmonar. No primeiro ciclo, já deve ser administrada a primeira dose de epinefrina (1 mg), repetindo-se a cada 3 a 5 minutos. Estudos demonstram uma melhor taxa de sobrevivência, além de maior preservação neurológica, quando se administra o vasopressor o mais precocemente possível durante a parada não chocável.

Para melhorar a logística do atendimento, pode-se alternar entre ciclos com e sem administração de vasopressor.

Causas de parada cardiorrespiratória

Durante uma parada, chocável ou não, é fundamental investigar as causas mais prováveis (5 H e 5 T) e tentar revertê-las, sem prejudicar os cuidados em andamento (Tabela 3.1).

Tabela 3.1. Causas reversíveis de parada cardiorrespiratória

Causa	Tratamento
Hipóxia	Manutenção da via aérea
Hipovolemia	Volume – SF
Hipotermia	Aquecer o paciente
Hipo/hipercalemia	Cloreto de potássio/ Bicarbonato de sódio
H+ (acidose)	Bicarbonato de sódio
Tamponamento cardíaco	Punção pericárdica
Pneumotórax hipertensivo	Punção torácica de alívio
Tromboembolismo pulmonar	Manter RCP
Trombo coronariano	Manter RCP
Tóxicos	Antagonista específico

Conclusão

A melhor forma de garantir que o paciente acometido por uma parada cardíaca retorne sem prejuízos neurológicos é: uma identificação rápida da situação de parada, seja no ambiente extra ou intra-hospitalar, seguida do atendimento adequado pela cadeia de sobrevivência e da aplicação correta dos algoritmos de parada.

Bibliografia

Agarwal DA, Hess EP, Atkinson EJ, White RD. Ventricular fibrillation in Rochester, Minnesota: experience over 18 years. Resuscitation. 2009;80(11):1253-8.

Cobb LA, Fahrenbruch CE, Olsufka M, Copass MK. Changing incidence of out-of-hospital ventricular fibrillation, 1980-2000. JAMA. 2002;288(23):3008-13.

Meaney PA, Nadkarni VM, Kern KB, Indik JH, Halperin HR, Berg RA. Rhythms and outcomes of adult in--hospital cardiac arrest. Crit Care Med. 2010;38(1):101-8.

Merchant RM, Topjian AA, Panchal AR, Cheng A, Aziz K, Berg KM, et al. Part 1: executive summary: 2020 American Heart Association Guidelines for Cardiopulmonary Resuscitation and Emergency Cardiovascular Care. Circulation. 2020;142(Suppl 2):337-57.

Panchal AR, Bartos JA, Cabañas JG, Donnino MW, Drennan IR, Hirsch KG, et al. Part 3: adult basic and advanced life support: 2020 American Heart Association guidelines for cardiopulmonary resuscitation and emergency cardiovascular care. Circulation. 2020;142(16_Suppl_2):S366-S468.

CAPÍTULO 4

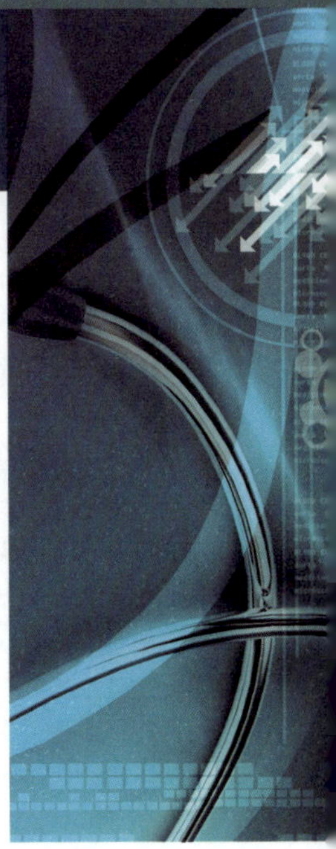

Time de Resposta Rápida, Código Azul, Registro de Ressuscitação Intra-Hospitalar e Padronização do Carro de Emergência

Fatima Gil Ferreira • Felipe Gallego Lima • Maria Francilene Silva Souza • Natali Schiavo Gianetti • Vanessa Santos Sallai

Time de resposta rápida

Nos últimos anos, diversos avanços nas estratégias para o atendimento das emergências cardiovasculares destacam-se, especialmente a criação do time de resposta rápida (TRR) ou do time de alto desempenho (TAD). Esses times começaram a ser implantados a partir do resultado de alguns estudos que evidenciaram que a parada cardiorrespiratória (PCR) era precedida por uma deterioração clínica, em média de 6 a 8 horas antes do evento.[1-6] Em 2005, foi iniciada a campanha de "100.000 vidas" do Institute for Healthcare Improvement, com o objetivo de reduzir as mortes hospitalares. Entre as seis intervenções recomendadas, a primeira foi a implementação dos TRRs.[7] Atualmente, os TRRs vêm sendo implementados em várias partes do mundo, como Austrália, muitos países da Europa, Estados Unidos e Brasil.[3,8,9] Os TRRs são compostos por equipes multiprofissionais (médicos, enfermeiros e fisioterapeutas)[2,3,10,11] e têm como objetivo identificar e tratar precocemente os pacientes (adultos e pediátricos) que apresentam deterioração clínica ou estão em risco de morte, fora do ambiente de unidades críticas.[3,12-17] Diversos são os fatores que podem ser considerados como preditivos da PCR em adultos, a saber, as alterações significativas da frequência cardíaca,[11,18-20] da pressão arterial,[11,18-20] da frequência respiratória,[11,19-21] do débito cardíaco,[18] da saturação de oxigênio,[11,19-21] da temperatura corporal (inexplicada),[11,19-21] do estado mental,[11,12,18,20] da característica da fala,[18] da diurese nas últimas 4 horas,[11] bem como a presença de dor,[18] sangramento agudo significante,[11] arritmias,[11] relato do paciente de que não está se sentindo bem e/ou quando o médico ou enfermeiro relatam estar preocupados com a situação clínica do paciente.[12,18,19] Ressalta-se que esses parâmetros devem ser contextualizados de acordo com a população atendida.[18]

A implementação dos TRRs tem mostrado efetividade na prevenção de PCR, bem como na diminuição das taxas de mortalidade hospitalar e nas admissões em unidade de terapia intensiva, tanto para pacientes adultos quanto para pediátricos.[1,3,19,22,24-30] Em revisão sistemática recente revelou que, com a implantação dos TRRs, houve redução de 33,8% das PCRs em adultos internados fora da unidade de terapia intensiva, embora não tenha havido redução da mortalidade hospitalar. No atendimento dos TRRs a crianças, verificou-se redução de 37,7% da incidência de PCR e diminuição de 21,4% das taxas de mortalidade hospitalar e extra-hospitalar. A diferença observada nas taxas de mortalidade pode ser atribuída a dois fatores: 1) a principal causa de PCR em crianças é a parada respiratória, e 2) em geral, as crianças não apresentam tantas comorbidades quando comparadas com os adultos.[22] Em contrapartida, são necessários mais estudos para avaliar os resultados de eficácia e eficiência na implementação dos TRRs.[18,26]

Para a implementação dos TRRs, é necessário: adequação da infraestrutura hospitalar, desenvolvimento de instrumentos de detecção dos sinais preditivos da PCR, estratégias de acionamento da equipe, equipe de resposta prontamente disponível e instrumentos de avaliação da qualidade dos atendimentos.

Além disso, o treinamento da equipe, tanto para a atuação nos TRRs quanto para o trabalho em conjunto com a equipe local, é fundamental. Recomenda-se que o treinamento seja iniciado antes da implementação dos TRRs e ocorra de forma continuada.[22,26]

A educação permanente tem mostrado impacto positivo sobre o conhecimento, habilidades e atitudes da equipe multiprofissional, principalmente no aumento da frequência de ativação dos TRRs e na performance de atendimento das equipes.[2,3,26]

Código azul

O Código Azul é um modelo de acionamento de TRR para atendimento da PCR fora de unidades críticas (como unidades de terapia intensiva, pronto-socorro ou centro cirúrgico).

A importância do time para o atendimento do Código Azul está na divisão das tarefas, o que aumenta a chance de resultado favorável. O objetivo é que a equipe chegue à emergência em até 4 minutos para o código amarelo e em até 3 minutos para o código azul.

Cada membro do time desempenha papel fundamental para o sucesso da ressuscitação. O Líder organiza a equipe, monitora a atuação de cada membro, dá assistência aos membros, sendo um exemplo de comportamento em equipe, treina e orienta, facilita o entendimento, concentra-se no tratamento abrangente do paciente. Ele deve ser capaz de explicar como e por que é essencial comprimir com força e rapidez no centro do tórax, permitir o retorno completo do tórax, minimizar interrupção nas compressões torácicas e evitar ventilação excessiva.

Cada membro do time deve conhecer suas limitações, compartilhar conhecimentos, fazer intervenções construtivas, resumir e reavaliar, se comunicar em circuito fechado, emitir mensagens claras e, principalmente demonstrar o respeito mútuo.

Objetivos[9,31]

- Sistematizar o atendimento de pacientes com suspeita de PCR, acelerando o acesso ao suporte básico e avançado de vida.
- Aumentar as taxas de sobrevida em pacientes com PCR.
- Verificar a incidência e analisar a forma de atendimento das PCRs.
- Diminuir os custos hospitalares e sociais das PCRs.

Implantação e acionamento do código azul

Implantação

É desejável que a instituição de saúde realize o diagnóstico situacional da incidência e dos atendimentos de PCR antes da implantação do TRR/código azul. Isso fornecerá subsídios para o direcionamento das ações estratégicas de implementação do código azul e, consequentemente, redução de custos nesse processo. Para tanto, os seguintes passos são recomendados:

- Estruturar uma comissão com representantes dos profissionais que atuarão diretamente no atendimento das PCRs e com os gestores da instituição.
- Estabelecer protocolo de atendimento com base em diretrizes nacional e/ou internacional, que deverá prever a composição da equipe; fluxos de atendimento, considerando se este será realizado apenas pelo TRR/código azul ou em conjunto com a equipe local; recursos materiais e de infraestrutura, incluindo sistemas eficientes de acionamento do TRR e de deslocamento rápido da equipe para o local de atendimento da PCR.
- Padronizar o carro de emergência de todas as unidades.
- Submeter o protocolo à aprovação das instâncias pertinentes, como a diretoria clínica.
- Realizar treinamento das equipes do TRR/código azul e das equipes assistenciais locais.
- Implementar uma forma de registro do atendimento da PCR, como o modelo Utstein.[31,32]

Acionamento

Existem diferentes métodos para o acionamento do código azul, como ***beeper***, ***palm***, ***tablet*** ou sistema de telefonia móvel. Cada instituição de saúde poderá escolher o método de acionamento mais apropriado para sua realidade.

Registro de ressuscitação intra-hospitalar

Importância

Reconhecidamente, os registros são fundamentais do ponto de vista ético e legal, servindo como instrumentos de avaliação das intervenções realizadas e indicadores de qualidade do atendimento prestado durante e após o atendimento da PCR.[33]

No contexto do atendimento da PCR, o modelo Utstein é utilizado para padronizar os registros de atendimento a pacientes em PCR, possibilitando a comparação adequada, de forma sistemática, dos resultados obtidos na ressuscitação cardiorrespiratória (RCP).[34]

Desenvolvido em 1990, na cidade de Utstein, Noruega, o modelo Utstein foi criado por uma força-tarefa composta por comitês de ressuscitação de diversos países, como a American Heart Association (AHA), o Conselho Europeu de Ressuscitação (ERC), a Fundação Interamericana de Cardiologia (FIC), a Heart and Stroke Foundation of Canada (HSFC), o Conselho Sul Africano de Ressuscitação e o Conselho Australiano de Ressuscitação.[35] Havia a preocupação com uma comparação adequada entre os resultados relacionados com ressuscitação, efetuados tanto em diferentes países quanto dentro de um mesmo país, por falta de definições e metodologias uniformes.

Inicialmente, o modelo Utstein foi criado para registrar a PCR no ambiente pré-hospitalar. Posteriormente, outros consensos internacionais foram publicados, ampliando a utilização desse modelo para o ambiente intra-hospitalar.[31] A utilização do modelo Utstein permite anotações sequenciais dos eventos referentes à PCR e do atendimento prestado, evitando que as condutas tomadas sejam esquecidas ou perdidas no momento do registro no prontuário do paciente. Além disso, permite a avaliação da atuação das equipes que prestam assistência nas situações de emergência, a manutenção de um programa de educação permanente para esses profissionais[33-36] e a realização de estudos de sobrevida e prognóstico de RCP.

Aplicação do modelo

Estudos evidenciam que a não utilização de um modelo sistematizado para registro da PCR resulta em informações incompletas e de qualidade questionável.[34] A despeito da importância do adequado registro das variáveis de uma PCR, profissionais de saúde podem apresentar resistência ao registro adequado das intervenções nos prontuários.[37] Estudo demonstrou que há fatores extrínsecos e intrínsecos que interferem na atitude dos profissionais ante o registro.[38] Os fatores extrínsecos merecem especial atenção no contexto do registro do atendimento da PCR e podem ser exemplificados pela inflexibilidade do sistema de registro e pela falta de tempo. Vale ressaltar que uma ação não registrada, legalmente, pode ser interpretada como não tendo sido realizada. Nesse contexto, a utilização de modelos sistematizados e padronizados pode ser útil.

Alguns fatores podem ser destacados como dificultadores para a disseminação do modelo Utstein como metodologia para o registro do atendimento da PCR, dentre os quais a falta de entendimento das definições das variáveis que devem ser coletadas. Um estudo[39] realizado por pesquisadores da Universidade de Toronto (Canadá) desenvolveu um dicionário compreensivo para as definições das variáveis contidas no modelo Utstein. Vale destacar que, no Brasil, desde as diretrizes publicadas em 2003, as variáveis que compõem o modelo Utstein são apresentadas com suas respectivas definições e instruções ou comentários, que auxiliam na execução do registro.[40] Muitos esforços têm sido feitos para aprimorar a utilização desse modelo. Há relatos de desenvolvimento e implantação de sistema informatizado baseado no modelo Utstein para registro do atendimento da PCR, utilizando-se um sistema informatizado específico[41-43] e desenvolvimento de sistema de coleta de dados baseado na web.[40-43]

Variáveis do modelo Utstein

Para melhorar os registros de RCP intra-hospitalar, a força-tarefa de Utstein e o comitê de padronização da Sociedade Brasileira de Cardiologia (SBC) identificaram quatro grupos de variáveis: do hospital, do paciente, do evento e dos resultados (acompanhamento).[36,41] O quadro a seguir, descreve os itens que compõem os quatro grupos de variáveis, suas definições, a prioridade de registro e as instruções ou comentários necessários para a correta utilização do modelo (Quadro 4.1).

Padronização do carro de emergência

A padronização dos carros de emergência nas diferentes unidades hospitalares é fundamental para uniformizar o conteúdo, a quantidade de materiais e medicamentos, garantindo a disponibilidade dos itens necessários para o atendimento da emergência e agilizando o atendimento.

A padronização deve considerar a idade da vítima (adulto e/ou pediátrico) e o local de atendimento (unidade de internação, pronto-socorro, unidade de terapia intensiva, centro cirúrgico, unidade ambulatorial, laboratório de hemodinâmica, entre outros).[31,41]

Com base no The Code Cart Statement da American Heart Association, o carro de emergência deve ser organizado em quatro categorias principais: avaliação diagnóstica, controle das vias aéreas, acesso vascular e controle circulatório e, por último, medicamentos. O conteúdo deve ser classificado em níveis de prioridades, a saber:[31,41]

Quadro 4.1. Dados que devem ser coletados na Planilha de Registro de Ressuscitação Cardiorrespiratória Intra-Hospitalar[41]

	Definição	Prioridade (essencial ou desejável)	Instruções ou Comentários
Variáveis do paciente			
Nome do paciente (coletar para os registros médicos, não para informe de dados)	Alguém que ocupa uma cama de hospital. Não requer uma duração de ocupação (p. ex., > 24 horas)	Essencial	Tabule separadamente pacientes ambulatoriais que tiveram eventos dentro do hospital; pacientes com eventos dentro do hospital, mas cuja parada ocorreu originalmente fora do hospital. Deve-se respeitar sigilo sobre os dados dos pacientes
Identificador dos pacientes	Um registro único para permitir o seguimento de todos os registros do hospital e auditorias posteriores	Essencial	Número do prontuário ou número de identidade
Data de nascimento	Autoexplicativo	Essencial	Registre como dia/mês/ano
Data de admissão	Autoexplicativo	Essencial	Registre como dia/mês/ano
Idade	Autoexplicativo	Essencial	Registre como anos
Sexo	Autoexplicativo	Essencial	Registre como masculino, feminino
Estatura	Essencial para lactantes e crianças	Essencial	Registre em escala métrica
Peso	Essencial para lactantes e crianças	Essencial	Registre em kg
Evento Presenciado/ Monitorado	Indique se presenciou, escutou ou monitorou a emergência	Essencial	Registre como "sim", "não", "desconhecido". Para "sim", indique se foi monitorado ou não monitorado
Local do Evento	Área do hospital	Essencial	Registre como departamento de emergência (DE), centro cirúrgico, unidade de cuidados intensivos, unidade coronariana, recuperação pós-anestésica, unidades de diagnóstico e tratamento, ambulatórios, outras áreas hospitalares
Intervenções no local do evento cardíaco	Indique as intervenções no local	Essencial	Registre intubação endotraqueal, ventilação mecânica, acesso IV, cateterização intra-arterial; medicamentos IV; desfibrilações
Eventos cardiopulmonares prévios	Local e número de qualquer evento cardíaco completo prévio, que requereu tentativas de ressuscitação; os eventos prévios devem ter ocorrido por mais de 24 horas antes do evento atual	Desejável	Registre o número dos eventos cardíacos prévios nas seguintes categorias: prévio fora do hospital; prévio dentro do hospital (antes da admissão); dentro do hospital (a mesma admissão, mas somente se > 24 horas antes do evento atual)

(Continua)

Quadro 4.1 (continuação). Dados que devem ser coletados na Planilha de Registro de Ressuscitação Cardiorrespiratória Intra-Hospitalar[41]

	Definição	Prioridade (essencial ou desejável)	Instruções ou Comentários
Causas da admissão	Os detalhes e diagnósticos clínicos completos podem não estar disponíveis imediatamente para a equipe do Código Azul	Desejável	Registre como cardíaco (inclui médico e cirúrgico); não cardíaco médico; cirúrgico, de procedimento (programado/eletivo; programado/ não eletivo; não programado/ emergente); trauma, múltiplas razões
Capacidade funcional pré-evento	Use o sistema de pontuação de funcionamento cerebral (CPC), baseado na revisão das tabelas, entrevista à família e em informação registrada no momento da admissão	Desejável	Ver definição detalhada do sistema de pontuação CPC
Variáveis do evento			
Causa imediata precipitante	Evento precipitante imediato de uma PCR	Essencial	Registre como arritmia letal, isquemia/infarto do miocárdio, edema agudo de pulmão, alterações eletrolíticas/ metabólicas, hipotensão, insuficiência respiratória aguda, obstrução de via aérea desconhecida. A causa precipitante pode ser incerta
Tentativa de ressuscitação	Intervenções sobre a via aérea, compressões torácicas, desfibrilação	Essencial	Indique sim ou não. Se sim, liste todas as possibilidades usadas: somente via aérea, somente desfibrilação, somente compressões torácicas
Condição inicial da ressuscitação	Condição do paciente no momento da chegada do primeiro profissional médico	Essencial	Registre "sim/não", em caso de presença de apneia, sem pulso e inconsciência
Ritmo inicial	O primeiro ritmo cardíaco monitorado registrado depois do chamado de ajuda	Essencial	Registre como TV sem pulso, FV, assistolia, atividade elétrica sem pulso (AESP)
Método para cronometrar eventos e intervalos	Os formulários de auditoria devem usar um relógio de 24 horas. Os "intervalos" são a duração do tempo entre eventos cronometrados	Essencial	Estabelecer uma sincronização dos relógios no hospital
Anotar o horário do colapso	Isto deve representar a hora em que a vítima foi vista ou foi escutado que parou	Essencial	Para pacientes com telemetria, pode ser evidente por meio do monitor de telemetria, embora a ressuscitação não possa começar até que o paciente colapsado seja localizado fisicamente; portanto, é o horário que deve ser registrado para fins de auditoria

(Continua)

Quadro 4.1 (continuação). Dados que devem ser coletados na Planilha de Registro de Ressuscitação Cardiorrespiratória Intra-Hospitalar[41]

	Definição	Prioridade (essencial ou desejável)	Instruções ou Comentários
Horário em que foi chamada a equipe de RCP	Horário de chamada da equipe do TRR	Essencial	Devem ser atualizados mensalmente, à medida que cheguem os formulários de informe de eventos cardíacos
Horário de chegada da equipe de RCP	Horário de chegada da equipe do TRR, responsável pela condução da ressuscitação	Essencial	Não se aplica as unidades que têm equipe multiprofissional (médico, enfermeiro, fisioterapeuta) constantemente presente.
Horário de confirmação da parada	A melhor estimativa do horário é quando o profissional confirma ausência do pulso central	Essencial	Isto será confirmado, geralmente, pelo primeiro profissional (médico, enfermeiro, fisioterapeuta) que chegar ao cenário do evento cardíaco
Horário do início da RCP	Horário das primeiras compressões torácicas	Essencial	Registre o primeiro profissional que realizou RCP, para propósito de auditoria. Registre como enfermeira, médico, fisioterapeuta ou outro
Horário de término da PCR	Horário em que a compressão do tórax se interrompe e não é reiniciada. Representa a hora do óbito ou do RCE	Essencial	Para os propósitos Utstein, os começos e interrupções múltiplas são desnecessários; informe somente o evento final
Horário do primeiro choque de desfibrilação	Horário do primeiro choque e das desfibrilações subsequentes deverão ser registradas	Essencial	Novos desfibriladores, especialmente com dispositivos que recomendam o choque, possuem capacidade de registro dos eventos
Horário da intubação orotraqueal (IOT)	Horário em que se obteve via área avançada (ou quando se realiza a primeira tentativa)	Essencial	O manuseio avançado da via aérea inclui a IOT ou estratégias alternativas para a via aérea (máscara laríngea ou obturador esofágico)
Horário do primeiro medicamento intravenoso	Horário do término da administração da primeira dose de adrenalina ou outro medicamento	Essencial	Horário, dose, via de administração de todas as drogas devem ser registradas
Horário do RCE	Retorno de qualquer pulso central palpável na ausência de compressões torácicas. Quando o registro da PA intra-arterial está presente, PA 60 mmHg é equivalente a um pulso central palpável	Essencial	Registro da hora em que se obteve o RCE. Registre como **sim** ou **não**
Horário do fim do RCE	Aplicável aos pacientes que têm RCE não sustentado ou que morrem no hospital	Essencial	Categorize como nunca obtido, < 20 min; > 20 min; < 24 h; ou > 24 h

(Continua)

Quadro 4.1 (continuação). Dados que devem ser coletados na Planilha de Registro de Ressuscitação Cardiorrespiratória Intra-Hospitalar[41]

	Definição	Prioridade (essencial ou desejável)	Instruções ou Comentários
Variáveis dos resultados			
Data e horário da morte intra-hospitalar	Aplicável aos pacientes com RCE > 24 h	Essencial	Permite o cálculo da estada hospitalar e da sobrevida hospitalar depois do RCE
Data e horário da alta hospitalar ou transferência	Autoexplicativo	Essencial	Permite cálculos de estadas para pacientes com ressuscitação com êxito
Escala de coma de Glasgow	Autoexplicativo	Essencial	Registre cada 24 h depois do RCE, no momento da alta até que se estabilize, aos 6 meses e em um ano. Para pacientes que falecem no hospital, registre a melhor escala obtida. Registre pontuação separada para abertura ocular, resposta verbal e resposta motora
CPC (categoria de performance cerebral)	Autoexplicativo	Essencial	Registre, separadamente, a pontuação para os 5 componentes. Registre na data de alta, aos 6 meses e em um ano. Para os pacientes que falecem no hospital registre o melhor CPC atingido: 0 = morte hospitalar 1 = bom desempenho cerebral, consciente, alerta, capaz de trabalhar elevar uma vida normal. Pode ter déficits psicológicos ou neurológicos menores (disfagia leve, hemiparesia ou anormalidades do SNC menores) 2 = incapacidade cerebral moderada: consciente, função cerebral suficiente para trabalhar em meio-período, num ambiente protegido ou em atividades independentes da vida diária (p. ex., vestir-se, viajar em transporte público, preparar alimentos). Pode ter hemiplegia, convulsões, ataxia, disartria, disfagia ou mudanças mentais ou da memória permanentes

(Continua)

Quadro 4.1 (continuação). Dados que devem ser coletados na Planilha de Registro de Ressuscitação Cardiorrespiratória Intra-Hospitalar[41]

	Definição	Prioridade (essencial ou desejável)	Instruções ou Comentários
CPC (categoria de performance cerebral)	Autoexplicativo	Essencial	3 = incapacidade cerebral grave: consciente, dependente de outros para sua vida diária, devido a incapacidades da função cerebral (p. ex., vive em uma instituição ou em casa com esforço familiar excepcional) Tem, pelo menos, uma cognição limitada; inclui uma ampla gama de anormalidades cerebrais, desde paralisias à incapacidade de comunicar-se 4 = comatoso, estado vegetativo: não consciente; inconsciente de seu meio ambiente, sem interação cognitiva, verbal ou sociabilidade 5 = morte cerebral/ candidato a doação de órgãos
Hora de acordar	Pacientes considerados conscientes, sem responder apropriadamente a ordens, com frases verbais espontâneas, fazendo contato apropriado com os olhos, respostas motoras apropriadas ou que se apresentam conscientes e orientados.	Essencial	Registre com intervalos, em horas, desde a parada ao despertar. Um intervalo de 6 a 24 h, pode ser usado, quando o evento de acordar é impreciso
Vivo aos 6 meses, 1 ano	Autoexplicativo	Essencial	Registre como sim (somente sim é confirmado por um meio confiável), não ou desconhecido
Data da morte após alta hospitalar	Aplicável aos enfermos que morrem depois da alta hospitalar.	Essencial	Registre quando possível. Indique a fonte de informação
Causa principal de morte	Aplica-se a todos os pacientes que faleceram depois da alta.	Essencial	Registre como causa cardíaca, outras causas médicas, traumas ou outros. Agregue os códigos ICD-10-CM, quando for possível
Mecanismo imediato de morte	Aplica-se a todos os pacientes que morreram depois da alta.	Essencial	Indique a fonte de informação da causa de morte (registro médico, certificado de autópsia ou outros). Registre as mortes cardíacas súbitas, infarto do miocárdio agudo, ICC, AVC, traumas, outras causas médicas ou desconhecidas

PA: pressão arterial; ICC: insuficiência cardíaca congestiva; SNC: sistema nervoso central; CPC: categoria de performance cerebral; RCP: ressuscitação cardiopulmonar, ACV: acidente vascular cerebral; ICD-10-CM: classificação internacional de doenças, 10ª ed.; IV: intravenoso; RCE: retorno à circulação espontânea.

- Nível 1: itens essenciais, que devem estar disponíveis imediatamente.
- Nível 2: itens altamente recomendados, que devem estar disponíveis em, no máximo,15 minutos.
- Nível 3: itens recomendados, mas são opcionais.

Caso os fármacos e equipamentos classificados como nível 2 não possam estar acessíveis na unidade em até 15 minutos, eles devem permanecer nos carros de emergência.

A quantidade de medicamentos e materiais deve ser padronizada conforme a necessidade da unidade e de acordo com os protocolos institucionais.

As portarias GM/MS n. 3432 de 12 de agosto de 1998,[44,45] e SAS/MS n. 123 de 28 de fevereiro de 2005,[44,45] determinam a necessidade de carro de emergência com desfibrilador/cardioversor, contendo material de intubação, medicamentos e material para atendimento de emergência na proporção de 1 carro para cada 10 leitos.

Todas as unidades de atendimento de pacientes devem dispor de um carro de emergência disponível, em local de fácil acesso, de modo que possa ser deslocado rapidamente até o paciente em situação de emergência.

Todos os profissionais de saúde que atuam no atendimento de emergências devem conhecer o conteúdo e a disposição dos materiais e medicamentos no carro de emergência, além de estarem aptos ao seu manuseio.

A manutenção do carro de emergência em perfeito estado e pronto para o uso é de fundamental importância. Para tal, é imprescindível:

- Após cada uso, seja realizada a reposição e conferência de todos os materiais e medicamentos.
- Utilização do lacre de segurança para assegurar a composição completa do carro de emergência;
- Conferência diária do lacre de segurança e teste do monitor/desfibrilador.
- Manutenções preventivas periódicas do monitor/desfibrilador.
- Registros adequados da conferência diária do lacre do carro de emergência e do monitor/desfibrilador.
- Verificações e conferências mensais referentes as datas de validade dos materiais e medicamentos do carro de emergência, bem como sua limpeza.

A seguir, serão apresentadas as sugestões de padronização dos carros de emergência para atendimento em diferentes setores. É importante ressaltar que cada instituição deve considerar o perfil do paciente atendido. A padronização do carro de emergência deve ser baseada em normas institucionais, e cada serviço deve planejá-la de acordo com sua realidade de trabalho, dispondo de um estoque mínimo de materiais e medicamentos de emergência, uma vez que tanto o excesso quanto a falta desses itens prejudicam o atendimento, além de gerarem estresse pela dificuldade de acesso aos materiais.

Padronização dos Carros de Emergência para Pacientes Adultos[9,31,41]

Local: Unidade de Internação

Finalidade	Pacientes adultos	Nível de prioridade
Avaliação e diagnóstico	Desfibrilador/Cardioversor manual	1
	Material de proteção individual (luvas, máscaras e óculos)	1
	Oxímetro de pulso	2
	Glicosímetro capilar	3
	Gerador de marca-passo	3
Controle de vias aéreas	Cânula orofaríngea (n. 3 e 4)	1
	Bolsa-válvula-máscara com reservatório de oxigênio	1
	Tubo endotraqueal (n. 6,0 a 9,0)	1
	Cânula para traqueostomia (n. 6,0 a 9,0)	1
	Laringoscópio com lâmina curva n. 3 e 4	1
	Máscara de oxigênio com reservatório	1
	Cânula nasal, tipo óculos	1
	Umidificador	1
	Nebulizador	1
	Extensão para nebulizador	1
	Extensão de PVC para oxigênio	1
	Cânula de aspiração flexível n. 12, ou 10	1
	Fixador de cânula orotraqueal	1
	Sonda nasogástrica n. 16, ou 18	2
	Máscara laríngea adulto de diversos tamanhos	3
	Capnógrafo	2
Acesso vascular e controle circulatório	Cateter intravenoso periférico n. 14, 16, 18, 20, 22	1
	Torneirinhas	1
	Agulha de cateter intravenoso central (para caso de tamponamento e/ou pneumotórax hipertensivo)	1
	SF 1.000 mL, Ringer Lactato 1.000 mL, SG 5% 500 mL	1
	Equipo macrogotas	1
	Equipo para hemoderivados	1
	Bureta	1
	Seringa de 3 mL, 5 mL, 10 mL, 20 mL	1
	Agulha 40×12 ou 25×12	1
	Gazes	1
	Fita microporosa	1
Medicamentos	Água destilada 10 mL – ampola	1
	Água destilada 250 mL – frasco	1
	Água destilada 500 mL (para nitroglicerina) – frasco	1
	Aspirina 300 mg	1
	Atropina 0,5 mg	1
	Adrenalina 1 mg	1
	Amiodarona	1
	Lidocaína	1
	Adenosina	1
	β-bloqueador (metoprolol)	1

Finalidade	Pacientes adultos	Nível de prioridade
Medicamentos	Nitroglicerina	1
	Nitroprussiato de sódio	1
	Cloreto de cálcio	1
	Gluconato de cálcio	1
	Sulfato de magnésio	1
	Bicarbonato de sódio	1
	Glicose 50%	1
	Furosemida	1
	Broncodilatador (fenoterol, salbutamol)	1
	Diazepan	2
	Midazolan/Fentanil (sedação em geral)	2
	Morfina	2
	Dobutamina	2
	Dopamina	2
	Naloxone	3
	Rocurônio/Pancurônio	3
	Bloqueador de canal de cálcio (diltiazem, verapamil)	3
	Manitol	3

Local: Unidade de Terapia Intensiva e Pronto-Socorro[9,31,41]

Finalidade	Pacientes adultos	Nível de prioridade
Avaliação e diagnóstico	Desfibrilador/Cardioversor manual com marca-passo externo (com monitorização nas pás, no mínimo 3 derivações e onda bifásica)	1
	Material de proteção individual (luvas, máscaras e óculos)	1
	Oxímetro de pulso	1
	Glicosímetro capilar	2
	Gerador de marca-passo	3
Controle de vias aéreas	Cânula orofaríngea (n. 3 e 4)	1
	Bolsa valva-máscara com reservatório de oxigênio	1
	Máscara facial tamanho adulto	1
	Tubo endotraqueal (n. 6,0 a 9,0)	1
	Cânula para traqueostomia (n. 6,0 a 9,0)	1
	Laringoscópio com lâmina curva n. 3 e 4	1
	Máscara de oxigênio com reservatório	1
	Cânula nasal, tipo óculos	1
	Umidificador	1
	Nebulizador	1
	Extensão para nebulizador	1
	Extensão de PVC para oxigênio	1
	Cânula de aspiração flexível n. 12, n. 10	1
	Fixador de cânula orotraqueal	1
	Sonda nasogástrica n. 16, n. 18	2
	Máscara laríngea adulto	3
	Via aérea alternativa (um ou mais dos seguintes itens: agulha para cricotireostomia, conjunto para traqueostomia percutânea)	3
	Capnográfo	2

Finalidade	Pacientes adultos	Nível de prioridade
Acesso vascular e controle circulatório	Cateter intravenoso periférico n. 14, 16, 18, 20 e 22	1
	Torneirinha	1
	Agulha de cateter intravenoso central (para caso de tamponamento e/ou pneumotórax hipertensivo)	1
	SF 1.000 mL, Ringer Lactato 1.000 mL, SG 5% 500 mL	1
	Equipo macrogotas	1
	Equipo para hemoderivados	1
	Bureta	1
	Seringa de 3 mL, 5 mL, 10 mL, 20 mL	1
	Agulha 40×12 ou 25×12	1
	Gazes	1
	Fita Microporosa	1
Medicamentos	Água destilada 10 mL – ampola	1
	Água destilada 250 mL – frasco	1
	Água destilada 500 mL (para nitroglicerina) – frasco	1
	Aspirina 175 a 325 mg	1
	Atropina 0,5 mg	1
	Adrenalina 1 mg	1
	Amiodarona	1
	Lidocaína	1
	Adenosina	1
	Beta-bloqueador (metoprolol)	1
	Nitroglicerina	1
	Nitroprussiato de sódio	1
	Cloreto de cálcio	1
	Gluconato de cálcio	1
	Sulfato de magnésio	1
	Bicarbonato de sódio	1
	Glicose 50%	1
	Furosemida	1
	Broncodilatador (fenoterol, salbutamol)	1
	Diazepan	2
	Midazolan/fentanil (sedação em geral)	2
	Morfina	2
	Dobutamina	2
	Dopamina	2
	Norepinefrina	2
	Naloxone	3
	Rocurônio/pancurônio	3
	Bloqueador de canal de cálcio (diltiazem, verapamil)	3
	Manitol	3

Padronização dos Carros de Emergência para Pediatria [9,31,41]

Local: Unidade de Internação, Terapia Intensiva e Pronto-Socorro

Finalidade	Pacientes pediátricos	Nível de prioridade
Avaliação e diagnóstico	Desfibrilador/Cardioversor manual com marca-passo externo (com monitorização nas pás, no mínimo 3 derivações e onda bifásica)	1
	Material de proteção individual (luvas, máscaras e óculos)	1
	Oxímetro de pulso	2
	Glicosímetro capilar	2
Controle de vias aéreas	Cânula orofaríngea (n. 00, 0, 1, 2)	1
	Bolsa valva-máscara com reservatório de oxigênio	1
	Máscara facial tamanho neonato, lactente, criança	1
	Tubo endotraqueal (n. 2, 5 a 7,0)	1
	Laringoscópio com lâmina reta (n. 00, 0, 1, 2)	1
	Máscara de oxigênio com reservatório	1
	Cânula nasal, tipo óculos	1
	Umidificador	1
	Nebulizador	1
	Extensão para nebulizador	1
	Extensão de PVC para oxigênio	1
	Cânula de aspiração flexível n. 6, 8	1
	Fixador de cânula orotraqueal	1
	Sonda nasogástrica n. 6, 8	2
	Via aérea alternativa (um ou mais dos seguintes itens: agulha para cricotireostomia, conjunto para traqueostomia percutânea)	3
	Máscara laríngea (tamanho infantil)	3
	Capnógrafo	2
Acesso vascular e controle circulatório	Cateter intravenoso periférico n. 22, 24	1
	Agulha de punção intraóssea	1
	Torneirinha	1
	Agulha de cateter intravenoso central (para caso de tamponamento e/ou pneumotórax hipertensivo)	1
	SF 1.000 mL, Ringer Lactato 1.000 mL, SG 5% 500 mL	1
	Equipo macrogotas	1
	Equipo para hemoderivados	1
	Bureta	1
	Seringa de 3 mL, 5 mL, 10 mL, 20 mL	1
	Agulha 40×12 ou 25×12	1
	Gazes	1
	Fita Microporosa	1
Medicamentos	Água destilada 10 mL – ampola	1
	Água destilada 250 mL – frasco	1
	Água destilada 500 mL (para nitroglicerina) – frasco	1
	Aspirina 175 a 325 mg	1
	Atropina 0,5 mg	1
	Adrenalina 1 mg	1
	Amiodarona	1
	Lidocaína	1
	Adenosina	1

	β-bloqueador (metoprolol)	1
	Nitroglicerina	1
	Nitroprussiato de sódio	1
	Cloreto de cálcio	1
	Gluconato de cálcio	1
	Sulfato de magnésio	1
	Furosemida	1
	Bicarbonato de sódio	1
	Glicose 50%	1
	Broncodilatador (fenoterol, salbutamol)	1
	Diazepan	2
	Midazolan/Fentanil (sedação em geral)	2
	Morfina	2
	Dobutamina	2
	Dopamina	2
	Noradrenalina	2
	Quetamina	2
	Naloxone	2
	Rocurônio/Pancurônio	2
	Bloqueador de canal de cálcio (diltiazem, verapamil)	3
	Manitol	3

Na diretriz atual de Suporte Avançado de Vida em Cardiologia (ACLS),[46] a vasopressina foi retirada do algoritmo com o objetivo de simplificação, pois não demonstrou nenhuma vantagem em comparação ao uso padrão de epinefrina. Assim, não há necessidade da permanência da vasopressina nos carros de emergência. Ressalta-se que a procainamida não é mais fabricada no Brasil, o que justifica sua retirada da lista de medicamentos que compõem o carro de emergência, embora ainda seja recomendada pela diretriz da American Heart Association.

Referências

1. Buist MD, Moore GE, Bernard SA, Waxman BP, Anderson JN, Nguyen TV. Effects of a medical emergency team on reduction of incidence of and mortality from unexpected cardiac arrests in hospital: preliminary study. BMJ. 2002;324(7334):387-90.
2. Bellomo R, Goldsmith D, Uchino S, Buckmaster J, Hart G, Opdam H, et al. Prospective controlled trial of effect of medical emergency team on postoperative morbidity and mortality rates. Crit Care Med 2004;32(4):916-21.
3. DeVita MA, Bellomo R, Hillman K, Kellum J, Rotondi A, Teres D, et al. Findings of the first consensus conference on medical emergency teams. Crit Care Med. 2006;34(9):2463-78.
4. Cretikos MA, Chen J, Hillman KM, Bellomo R, Finfer SR, Flabouris A. The effectiveness of implementation of the medical emergency team (MET) system and factors associated with use during the MERIT study. Crit Care Resuscit. 2007;9(2):206-12.
5. Buist MD, Jarmolowski E, Burton PR, Bernard SA, Waxman BP, Anderson J. Recognising clinical instability in hospital patients before cardiac arrest or unplanned admission to intensive care: a pilot study in a tertiary-care hospital. Med J Aust. 1999;171(1):22-5.
6. Hillman KM, Bristow PJ, Chey T, et al. Antecedents to hospital deaths. Intern Med J. 2001;31(6):343-48.

7. Berwick DM, Calkins DR, McCannon CJ, Hackbarth AD. The 100 000 lives campaign: setting a goal and a deadline for improving health care quality. JAMA. 2006;295(3):324-27.
8. Hillman K, Chen J, Cretikos M, Bellomo R, Brown D, Doig G, et al. Introduction of the medical emergency team (MET) system: a cluster-randomised controlled trial. Lancet. 2005;365(9477):2091-7.
9. Guimarães JI, Souza GEC, Quilici AP, Gonzalez MMC, Gomes AG, Garcia AM, et al. Diretriz de apoio ao suporte avançado de vida em cardiologia – código azul – registro de ressuscitação – normatização do carro de emergência. Arq Bras Cardiol. 2003;81(Suppl IV):1-14.
10. Salamonson Y, Kariyawasam A, van Heere B, O'Connor C. The evolutionary process of Medical Emergency Team (MET) implementation: reduction in unanticipated ICU transfers. Resuscitation. 2001;49(2):135-41.
11. Gerdik C, Vallish RO, Miles K, Godwin SA, Wludyka PS, Panni MK. Successful implementation of a family and patient activated rapid response team in an adult level 1 trauma center. Resuscitation. 2010;81(12):1676-81.
12. Hodgetts TJ, Kenward G, Vlachonikolis IG, Payne S, Castle N. The identification of risk factors for cardiac arrest and formulation of activation criteria to alert a medical emergency team. Resuscitation. 2002;54(2):125-31.
13. Parr MJ, Hadfield JH, Flabouris A, Bishop G, Hillman K. The Medical Emergency Team: 12 month analysis of reasons for activation, immediate outcome and not-for-resuscitation orders. Resuscitation. 2001;50(1):39-44.
14. Lee A, Bishop G, Hillman KM, Daffurn K. The medical emergency team. Anaesth Intensive Care. 1995;23(2):183-6.
15. Brilli RJ, Gibson R, Luria JW, Wheeler TA, Shaw J, Linam M, et al. Implementation of a medical emergency team in a large pediatric teaching hospital prevents respiratory and cardiopulmonary arrests outside the intensive care unit. Pediatr Crit Care Med. 2007;8(3):236-46.
16. Sharek PJ, Parast LM, Leong K, Coombs J, Earnest K, Sullivan J, et al. Effect of a rapid response team on hospital-wide mortality and code rates outside the ICU in a Children's Hospital. JAMA. 2007;298(19):2267-74.
17. Mistry KP, Turi J, Hueckel R, Mericle J, Meliones JN. Pediatric rapid response teams in the academic medical centre. Clin Ped Emerg Med. 2006;7:241-47.
18. Massey D, Aitken LM, Chaboyer W. Literature review: do rapid response systems reduce the incidence of major adverse events in the deteriorating ward patient? J Clin Nursing. 2010;19(23-24):3260-73.
19. Santamaria J, Tobin A, Holmes J. Changing cardiac arrest and hospital mortality rates through a medical emergency team takes time and constant review. Crit Care Med. 2010;38(2):445-50.
20. Duckitt RW, Buxton-Thomas R, Walker J,Cheek E, Bewick V, Venn R, et al. Worthing physiological scoring system: derivation and validation of a hysiological early-warning system for medical admissions. An observational, population-based single centre study. Brit J Anaest. 2007;98(6):769-74.
21. Hodgetts TJ, Kenward G, Vlachonikolis IG, Payne S, Castle N. The identification of risk factors for cardiac arrest and formulation of activation criteria to alert a medical emergency team. Resuscitation. 2002;54(2):125-31.
22. Chan PS, Nichol G, Krumholz HM, Spertus JA, Nallamothu BK, American Heart Association National Registry of Cardiopulmonary Resuscitation (NRCPR) Investigators. Hospital variation in time to defibrillation after in-hospital cardiac arrest. Arch Intern Med. 2009;169(14):1265-73.
23. Dacey MJ, Mirza ER, Wilcox V, Doherty M, Mello J, Boyer A, et al. The effect of a rapid response team on major clinical outcome measures in a community hospital. Crit Care Med. 2007;35(9):2076-82.
24. Baxter AD, Cardinal P, Hooper J, Patel R. Medical emergency teams at The Ottawa Hospital: the first two years. Can J Anaesth. 2008;55(4):223-31.
25. Tibballs J, Kinney S, Duke T, Oakley E, Hennessy M. Reduction of paediatric in-patient cardiac arrest and death with a medical emergency team: preliminary results. Arch Dis Child. 2005;90(11):1148-52.
26. Calzavacca P, Licari E, Tee A, Egi M, Sowney A, Quach J, et al. The impact of rapid response system on delayed emergency team activation patient characteristics and outcomes. A flollow-up stydy. Resuscitation. 2010;81(1):31-5.
27. Chen J, Bellomo R, Flabouris A, Hillman K, Finfer S. The relationship between early emergency team calls and serious adverse events. Crit Care Med. 2009;37(1):148-53.

28. King E, Horvath R, Shulkin DJ. Establishing a rapid response team (RRT) in an academic hospital: one year's experience. J Hosp Med 2006;1(5):296-305.
29. McFarlan SJ, Hensley S. Implementation and outcomes of a rapid response team. J Nurs Care Qual. 2007;22(4):307-13, quiz 14-5.
30. Rothschild JM, Woolf S, Finn KM, et al. A controlled trial of a rapid response system in an academic medical center. Jt Comm J Qual Patient Saf. 2008;34(7):417-25.
31. Souza GEC, Quilici AP, Gonzalez MMC, Margarido ES, Palomo JSH. Apoio ao suporte avançado em cardiologia: código azul. In: Timernan S, Gonzalez MMC, Ramires JAF. Ressuscitação em emergências cardiovasculares do básico ao avançado. Barueri-SP: Manole; 2007, p. 380-5.
32. Peberdy MA, Cretikos M, Abella BS, DeVita M, Goldhill D, Kloeck W, et al. Recommended guidelines for monitoring, reporting, and conducting research on medical emergency team, outreach, and rapid response systems: an Utstein-styles cientific statement: a scientific statement from the International Liais on Committee on Resuscitation (American Heart Association, Australian Resuscitation Council, European Resuscitation Council, Heart and Stroke Foundation of Canada, Inter American Heart Foundation, Resuscitation Council of Southern Africa, and the New Zealand Resuscitation Council); the American Heart Association Emergency Cardiovascular Care Committee; the Council on Cardiopulmonary, Perioperative, and Critical Care; and the Interdisciplinary Working Group on Quality of Care and Outcomes Research. Circulation. 2007;116(21):2481-500.
33. Fernandes AP. Qualidade das anotações de enfermagem relacionadas à ressuscitação cardiopulmonar comparadas ao modelo Utstein. Acta Paul Enferm. 2010;23(6):757-63.
34. Cavalcante TMC, Lopes RS. O atendimento à parada cardiorrespiratória em unidade coronariana segundo o protocolo Utstein. Acta Paul Enferm. 2006;19(1):7-15.
35. Cummins RO, Chamberlain DA, Abramson NS, Allen M, Baskett PJ, Becker L, et al. Recommended guidelines for uniform reporting of data from out-of-hospital cardiac arrest: the Utstein Style. A statement for health professionals from a task force of the American Heart Association, the European Resuscitation Council, the Heart and Stroke Foundation of Canada, and the Australian Resuscitation Council. Circulation. 1991;84:960-75.
36. Boaventura AP, Araújo IEM. Registro do atendimento da parada cardiorrespiratória no ambiente intra-hospitalar: aplicabilidade de um instrumento. Rev Gaúcha Enferm. 2006;27(3):434-42.
37. Silva KR, Granitoff N. Registro de ressuscitação cardiopulmonar intra-hospitalar: comparação com o Estilo Utstein. Revista da Sociedade de Cardiologia do Estado de São Paulo. 2003;13(2 Supl. B):90.
38. Torreão LA, Reis AGAC, Troster E, Oselka G. Ressuscitação cardiopulmonar: discrepância entre o procedimento de ressuscitação e o registro no prontuário. J Pediatr. 2000;76(6):429-33.
39. House E, Bailey J. Resistance documentation: a nursing research issue. Int J Nursing Studies. 1992;29(4):371-80.
40. Lin S, Morrison LJ, Brooks SC. Development of a data dictionary for the Strategies for Post Arrest Resuscitation Care (SPARC) network for post cardiac arrest research. Resuscitation. 2010;82(4):419-22.
41. Sociedade Brasileira de Cardiologia. Diretrizes de Apoio ao Suporte Avançado de Vida em Cardiologia – Código Azul – Registro de Ressuscitação Normatização do Carro de Emergência. Arq Bras Cadiol. 2003;81(Supl IV):1-14.
42. ConeDC, Jaslow DS, Brabson TA. Now that we have the Utstein style, are we using it? Acad Emerg Med. 1999;6(9):923-8.
43. Lopes JL. Sistematização do registro eletrônico de atendimento da parada cardiorrespiratória. J Health Inform. 2012 Jan-Mar;4(1):17-22.
44. Brasil. Ministério da Saúde. Estabelece critérios de classificação para as unidades de tratamento intensivo – UTI. Portaria GM/MS n. 3432 de 12 de agosto de 1998 [acesso 5 jun 2012]. Disponível em: http://www.assobrafir.com.br/userfiles/file/PTGM-MS3432-98UTI.pdf
45. Brasil. Secretária da Saúde. Política nacional de atenção cardiovascular de alta complexidade. Portaria SAS/MS n. 123 de 28 de fevereiro de 2005 [acesso 5 jun 2012]. Disponível em: http://www.saude.mg.gov.br/atos_normativos/legislacao-sanitaria/estabelecimentos-de-saude/cardiologia/portaria_0123.pdf
46. Link MS, Berkow LC, Kudenchuk PJ, Halperin HR, Hess EP, Moitra VK, et al. Part 7: adult advanced cardiovascular life support: 2015 American Heart Association Guidelines Update for Cardiopulmonary Resuscitation and Emergency Cardiovascular Care. Circulation. 2015;132(Suppl 2):S444-S464.

CAPÍTULO 5

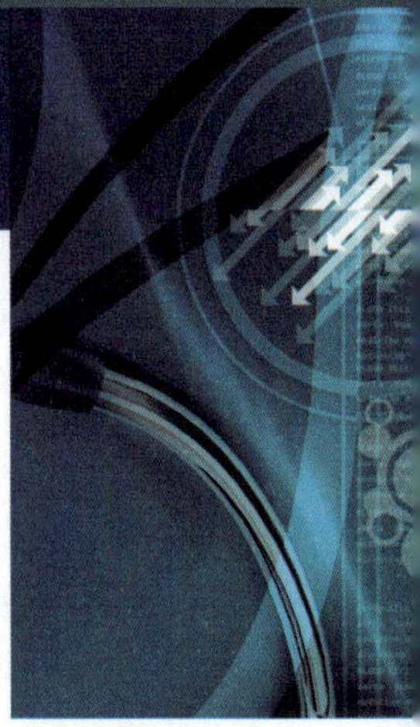

Síndrome Pós-Parada Cardiorrespiratória

Hélio Penna Guimarães • Thatiane Facholi Polastri • Sérgio Timerman

Introdução

A síndrome pós-parada cardiorrespiratória (SPPCR) refere-se a um conjunto de disfunções orgânicas e fisiopatológicas que ocorrem após o retorno da circulação espontânea (RCE) em pacientes que sofreram uma parada cardiorrespiratória (PCR). A SPPCR é uma das principais causas de morbidade e mortalidade em sobreviventes de PCR, e seu manejo eficaz é crucial para melhorar os desfechos clínicos.

Fisiopatologia da síndrome pós-parada cardiorrespiratória

A SPPCR é caracterizada por três principais componentes fisiopatológicos:

1. *Lesão cerebral hipóxico-isquêmica*: a interrupção do fluxo sanguíneo cerebral durante a PCR causa morte neuronal e edema cerebral. Após o RCE, a reperfusão pode exacerbar o dano por meio de mecanismos como estresse oxidativo, inflamação, influxo elevado de cálcio e apoptose.
2. *Disfunção miocárdica pós-ressuscitação*: a isquemia miocárdica seguida de reperfusão leva à disfunção ventricular e redução do débito cardíaco. Nesta fase, pode haver desenvolvimento de choque cardiogênico e arritmias, com risco de nova PCR.
3. *Resposta inflamatória sistêmica e disfunção de múltiplos órgãos*: a reperfusão e o estado de hipoxia-isquemia global desencadeiam uma resposta inflamatória sistêmica, resultando em lesão de órgãos como pulmões, fígado e rins, além de síndrome da resposta inflamatória sistêmica (SIRS). Esse quadro promove elevada incidência de disfunção renal e síndrome da disfunção respiratória aguda (SDRA).

Avaliação inicial e diagnóstico

A abordagem inicial ao paciente com SPPCR deve seguir o protocolo ABCDE:

- A (*Airway*): garantir via aérea pérvia e protegida.
- B (*Breathing*): avaliar a necessidade de suporte ventilatório e oxigenação adequada.
- C (*Circulation*): monitorar e manter a perfusão e a pressão arterial adequadas.
- D (*Disability*): avaliar o estado neurológico, incluindo a Escala de Coma de Glasgow (GCS).
- E (*Exposure*): expor o paciente para avaliação completa e tratar lesões ou complicações.

Exames laboratoriais e de imagem

- *Gasometria arterial*: avaliar acidemia metabólica e respiratória, hipoxia e hipercapnia.
- *Marcadores cardíacos*: troponina, CK-MB para avaliar lesão miocárdica e sua possível extensão.
- *Eletrocardiograma* (ECG): diagnóstico de arritmias e infarto agudo do miocárdio.
- *Tomografia computadorizada (TC) de crânio*: avaliação de lesões estruturais e edema cerebral.
- *Ecocardiograma*: avaliação da função ventricular e da presença de disfunção valvular.

Manejo da SPPCR: para mais detalhes, consulte nos subcapítulos 6.1 e 6.2.

Suporte hemodinâmico

- *Uso de vasopressores e inotrópicos*: noradrenalina e dobutamina são frequentemente utilizadas para manter a perfusão e a pressão arterial.
- *Monitoração invasiva e não invasiva*: uso de cateteres arteriais, cateteres de artéria pulmonar e monitoramento contínuo de sinais vitais.

Suporte ventilatório

- *Ventilação mecânica protetora*: ajuste de parâmetros ventilatórios para evitar barotrauma e volutrauma.
- *Oxigenação por membrana extracorpórea* (ECMO): considerada em casos de falência respiratória refratária e choque cardiogênico grave.

Cuidados neurológicos

Controle direcionado da temperatura

- *Indicações e contraindicações*: indicado para pacientes comatosos após RCE prolongado. Nos últimos anos, a prática foi substituída pelo manejo que visa apenas evitar a hipertermia, sem a necessidade de induzir hipotermia. A hipotermia é formalmente contraindicada em casos de sangramento ativo ou instabilidade hemodinâmica não controlada.
- *Manejo da temperatura:* protocolos anteriores recomendavam o resfriamento controlado (32–36 °C) por 24 a 48 horas, seguido de reaquecimento gradual. As diretrizes atuais da AHA (2020) recomendam o controle rigoroso da temperatura, com manutenção entre 32° C e 36° C por pelo menos 24 horas, evitando-se a hipertermia.

Monitoramento neurológico contínuo

- *Eletroencefalograma* (EEG): detecção de crises epilépticas subclínicas e *status* epiléptico.
- *Potenciais evocados*: avaliação do prognóstico neurológico.

Manejo de complicações

Distúrbios metabólicos e eletrolíticos

- *Acidemia metabólica*: correção com bicarbonato de sódio conforme necessário, utilizando a fórmula de déficit de BIC: peso × 0,3 × excesso de base.
- *Hipoglicemia e hiperglicemia*: monitoramento e controle rigoroso da glicemia.

Infecções

Profilaxia antibiótica: uso de antibióticos profiláticos em pacientes comumente expostos a procedimentos invasivos deve ser considerado, mas não é uma prática rotineira. Após a PCR, o diagnóstico e o tratamento devem passar pela identificação precoce e manejo agressivo de infecções nosocomiais.

Reabilitação e prognóstico

Avaliação prognóstica

- *Escalas de prognóstico*: *cerebral performance category* (CPC) e *modified rankin scale* (mRS).
- *Biomarcadores prognósticos*: *neuron-specific enolase* (NSE), proteína S-100B.

Reabilitação neurológica

- *Intervenções precoces*: fisioterapia, terapia ocupacional e fonoaudiologia desde os primeiros dias.
- *Abordagem multidisciplinar*: envolvimento de neurologistas, fisioterapeutas, terapeutas ocupacionais e psicólogos.

Considerações éticas

- *Decisões de limitação de tratamento*: discussões sobre limitações terapêuticas em pacientes com prognóstico neurológico desfavorável.
- *Comunicação com familiares*: abordagem empática e transparente sobre o estado clínico e prognóstico do paciente.
- *Cuidados paliativos*: implementação de cuidados paliativos em pacientes com expectativa de vida limitada e qualidade de vida comprometida.

Bibliografia

American College of Emergency Physicians (ACEP) (2013). Clinical policy: Critical issues in the evaluation and management of adult patients presenting to the emergency department with syncope. Annals of Emergency Medicine, 61(2), 281-294.

Callaway CW, et al. (2015). Part 8: Post–Cardiac Arrest Care: 2015 American Heart Association Guidelines Update for Cardiopulmonary Resuscitation and Emergency Cardiovascular Care. Circulation, 132(18_suppl_2), S465-S482.

Dragancea I, et al. (2013). Outcome after cardiac arrest and induced hypothermia: A report from the International Cardiac Arrest Registry. Critical Care Medicine, 41(6), 123-129.

European Resuscitation Council (ERC) (2021). European Resuscitation Council Guidelines for Resuscitation 2021: Section 5. Post-resuscitation care. Resuscitation, 161, 220-269.

Laurent I, et al. (2002). Reversible myocardial dysfunction in survivors of out-of-hospital cardiac arrest. Journal of the American College of Cardiology, 40(12), 2110-2116.

Lurie KG, et al. (2017). Post-Cardiac Arrest Syndrome. In: The Science of Resuscitation. Springer, 1st edition, 245-261.

Neumar RW, et al. (2008). Post-cardiac arrest syndrome: epidemiology, pathophysiology, treatment, and prognostication. Circulation, 118(23), 2452-2483.

Nolan JP, et al. (2015). Post-cardiac arrest syndrome: epidemiology, pathophysiology, treatment, and prognostication. Resuscitation, 91, 1-7.
Panchal AR, Bartos JA, Cabañas JG, et al. "Part 3: Adult Basic and Advanced Life Support: 2020 American Heart Association Guidelines for Cardiopulmonary Resuscitation and Emergency Cardiovascular Care." Circulation. 2020;142(16_suppl_2):S366-S468.
Peberdy MA, Callaway CW. (2016). Post-Resuscitation Care. In: Paradis NA, Halperin HR, Kern KB, Wenzel V, Chamberlain D (Eds.), Cardiac Arrest: The Science and Practice of Resuscitation Medicine. Cambridge University Press, 2nd edition, 1033-1052.
Polderman KH. (2004). Therapeutic Hypothermia. In: Vincent JL (Ed.), Yearbook of Intensive Care and Emergency Medicine 2004. Springer, Berlin, Heidelberg, 15-25.
Soar J, Nolan JP. (2013). Cardiopulmonary Resuscitation. In: Vincent JL, Hall JB (Eds.), Textbook of Critical Care. Elsevier, 6th edition, 841-857.
Wissenberg M, et al. (2013). Survival after out-of-hospital cardiac arrest in relation to age and early identification of patients with minimal chance of long-term survival. Circulation, 127(14), 1404-1412.

CAPÍTULO 6

Suporte Pós-Ressuscitação

6.1 Suporte Intensivo no Pós-Ressuscitação Cardiopulmonar

Hélio Penna Guimaraes • Sergio Timerman

Introdução

A ressuscitação cardiopulmonar (RCP) é uma intervenção crítica para reverter a parada cardíaca súbita, mas a fase pós-ressuscitação é igualmente vital para a sobrevivência e a recuperação do paciente. Este capítulo aborda o manejo intensivo de pacientes no período pós-ressuscitação, fornecendo um guia abrangente e baseado em evidências para médicos. O manejo adequado na Unidade de Terapia Intensiva (UTI) é crucial para melhorar os desfechos neurológicos e reduzir a mortalidade.

Avaliação inicial e estabilização

Avaliação neurológica

- *Escala de coma de Glasgow* (ECG): a ECG é uma ferramenta essencial para avaliar o estado de consciência após a RCP. Pacientes com ECG < 8 geralmente necessitam de intubação para proteção das vias aéreas. A avaliação deve ser feita regularmente para monitorar mudanças no estado neurológico.
- *Reflexos pupilares*: a resposta pupilar à luz é um indicador importante da função do tronco cerebral. Pupilas dilatadas e fixas podem indicar um prognóstico neurológico desfavorável, embora não devam ser usadas isoladamente para decisões de tratamento.

Suporte hemodinâmico

- *Pressão arterial*: manter a pressão arterial média (PAM) > 65 mmHg ou a pressão arterial sistólica acima de 90 mmHg é fundamental para garantir a perfusão adequada dos órgãos, especialmente do cérebro. A hipotensão pode exacerbar a lesão cerebral isquêmica.

- *Fármacos vasopressores*: a noradrenalina é frequentemente a primeira escolha para manter a PAM. Em alguns casos, a dopamina pode ser utilizada, embora seu uso seja menos preferido devido ao aumento do risco de arritmias.

Suporte respiratório

- *Ventilação mecânica*: a ventilação deve ser ajustada para manter a $PaCO_2$ entre 35-45 mmHg e a PaO_2 > 60 mmHg. A hiperventilação deve ser evitada para prevenir a hipocapnia, que pode reduzir o fluxo sanguíneo cerebral.
- *Oxigenação*: estratégias para manter a oxigenação incluem o ajuste da fração inspirada de oxigênio (FiO_2) e a utilização de pressão positiva ao final da expiração (PEEP) para melhorar a troca gasosa, visando valores de SaO_2 acima de 94%.

Cuidados hemodinâmicos

Monitorização hemodinâmica

O Capítulo 6.2 avalia e descreve aspectos da monitoração.

- *Cateter de artéria pulmonar*: o uso de cateter de artéria pulmonar (Swan-Ganz) pode auxiliar na avaliação detalhada do débito cardíaco, pressões de enchimento cardíaco e resistência vascular sistêmica. No entanto, seu uso é controverso e deve ser reservado para casos selecionados.
- *Ecocardiografia à beira do leito*: a ecocardiografia pode fornecer informações rápidas sobre a função ventricular, volume sistólico e a presença de tamponamento cardíaco ou hipovolemia.

Manejo de fluidoterapia

- *Cristaloides versus coloides*: cristaloides isotônicos, como solução salina 0,9% ou Ringer lactato, são geralmente preferidos para ressuscitação volêmica inicial. Coloides, como albumina, podem ser considerados em situações específicas, mas seu uso rotineiro não é recomendado.
- *Alvo de volemia*: a estratégia de ressuscitação deve buscar a euvolemia, evitando tanto a hipovolemia quanto a sobrecarga de volume, que pode levar a edema pulmonar e disfunção cardíaca.

Suporte inotrópico e vasopressor

- *Inotrópicos positivos*: a dobutamina pode ser utilizada em pacientes com disfunção miocárdica significativa para aumentar o débito cardíaco.
- *Vasopressores*: além da noradrenalina, outros vasopressores, como vasopressina, podem ser adicionados em casos de choque refratário.

Cuidados respiratórios e oxigenação

Ventilação mecânica

- *Modos de ventilação*: assistido-controlado (AC), ventilação mandatória intermitente sincronizada (SIMV), ventilação com controle de pressão e volume, e ventilação de suporte com pressão (PSV) são modos comumente utilizados. A escolha do modo deve ser individualizada com base na condição do paciente.
- *Parâmetros ventilatórios*: manter PEEP adequado (geralmente 5-10 cm H_2O) para evitar o colapso alveolar, ajustar FiO_2 para manter a saturação de oxigênio (SpO_2) entre 92% e 98%, e volume corrente (Vt) entre 6 e 8 mL/kg de peso corporal ideal.

Terapias adjuvantes

- *Óxido nítrico inalatório*: pode ser utilizado para reduzir a hipertensão pulmonar e melhorar a oxigenação em casos selecionados de SDRA.
- *Pronação*: a posição prona pode melhorar a oxigenação em pacientes com SDRA grave, redistribuindo a perfusão pulmonar e melhorando a ventilação alveolar.

Oxigenação extracorpórea (ECMO)

- *Indicações e contraindicações*: ECMO venovenosa pode ser considerada em casos de falha respiratória grave refratária às medidas convencionais. Contraindicações incluem comorbidades graves que limitam a recuperação a longo prazo.
- *Manejo de ECMO*: requer uma equipe multidisciplinar treinada. A monitorização contínua dos parâmetros de coagulação, ventilação e perfusão é essencial para evitar complicações.

Manejo neurológico

Controle direcionado da temperatura

- *Hipotermia terapêutica*: a hipotermia induzida (32-34°C por 24 horas) demonstrou no passado a melhoria dos desfechos neurológicos em alguns pacientes após parada cardíaca. Protocolos de resfriamento incluíam o uso de dispositivos de superfície, cateteres endovasculares e infusão de líquidos frios.
- *Normotermia*: atualmente, sabe-se que é crucial evitar a hipertermia, que pode agravar a lesão cerebral. Normotermia deve ser mantida com medidas como o uso de antitérmicos e dispositivos de controle de temperatura.

Monitorização neurológica

- *Eletroencefalograma (EEG) contínuo*: utilizado para detectar atividade epiléptica subclínica. O EEG contínuo pode ajudar a guiar o tratamento anticonvulsivante.
- *Potenciais evocados somatossensoriais* (PESS): utilizados para prognóstico neurológico, especialmente em pacientes comatosos. A presença de PESS bilaterais é um bom prognóstico, enquanto a ausência pode indicar dano neurológico grave.

Cuidados neuroprotetores

- *Controle da glicemia*: a hiperglicemia está associada a piores desfechos neurológicos. A meta é manter a glicemia entre 140 e 180 mg/dL, utilizando infusão de insulina, se necessário.
- *Sedação e analgesia*: utilizar agentes como propofol, midazolam e fentanil para garantir conforto e evitar picos de pressão intracraniana. O uso deve ser balanceado para permitir avaliações neurológicas periódicas, com atenção especial à condição hemodinâmica do paciente.

Manejo de disfunção orgânica

Disfunção renal

- *Insuficiência renal aguda*: monitorar níveis de creatinina e débito urinário. A nefroproteção inclui a manutenção de uma volemia adequada e a prevenção de nefrotoxinas.
- *Terapia de substituição renal contínua* (TSRC): indicada em casos de insuficiência renal grave com desequilíbrios eletrolíticos ou acidobásicos. Métodos incluem hemodiálise contínua venovenosa (CVVHD).

Disfunção hepática

- *Marcadores de lesão hepática*: avaliar transaminases, bilirrubinas e função de coagulação. Elevações significativas podem indicar hepatite isquêmica.
- *Suporte nutricional*: administração de nutrição enteral precoce é preferível, ajustada para evitar sobrecarga calórica e distúrbios metabólicos.

Disfunção hematológica

- *Coagulopatia*: monitorar INR, tempo de protrombina (TP), tempo de tromboplastina parcial ativado (TTPa) e fibrinogênio. O tratamento pode incluir plasma fresco congelado (PFC), crioprecipitado e plaquetas.
- *Terapia de transfusão*: hemoglobina alvo de 7-8 g/dL é geralmente recomendada, salvo em situações específicas, como choque hemorrágico.

Suporte metabólico e endócrino

Controle glicêmico

- *Hiperglicemia de estresse*: controle com insulina intravenosa para manter glicemia em faixa alvo. A hiperglicemia pode exacerbar lesão isquêmica.
- *Hipoglicemia*: prevenção é crucial, especialmente em pacientes recebendo insulina. A monitorização frequente da glicemia é necessária.

Manejo de eletrólitos

- *Hipocalemia e hipercalemia*: a hipocalemia pode ser corrigida com administração de potássio IV, enquanto hipercalemia grave pode necessitar de medidas como administração de gluconato de cálcio, bicarbonato de sódio, solução polarizada, beta 2-adrenérgicos e novos quelantes de cálcio, como ciclossilicato de zircônio sódico hidratado.

Bibliografia

Callaway CW, Donnino MW, Fink EL, et al. Part 8: post-cardiac arrest care: 2015 American Heart Association Guidelines Update for Cardiopulmonary Resuscitation and Emergency Cardiovascular Care. Circulation. 2015;132(18 Suppl 2):S465-S482.

Neumar RW, Nolan JP, Adrie C, et al. Post-cardiac arrest syndrome: epidemiology, pathophysiology, treatment, and prognostication. Circulation. 2008;118(23):2452-83.

Nolan JP, Sandroni C, Bottiger BW, et al. European Resuscitation Council and European Society of Intensive Care Medicine Guidelines 2021: Post-resuscitation care. Intensive Care Med. 2021;47(4):369-421.

6.2 Monitorização Hemodinâmica e Cerebral Pós-Ressuscitação Cardiopulmonar

Hélio Penna Guimarães • Sergio Timerman

Introdução

A monitorização hemodinâmica e cerebral pós-parada cardiorrespiratória (PCR) e ressuscitação cardiopulmonar (RCP) é fundamental para otimizar o manejo clínico e melhorar os desfechos em pacientes que retornaram à circulação espontânea (RCE). A ressuscitação supostamente bem-sucedida marca também o início de um período crítico, no qual a vigilância contínua e a intervenção precoce podem mitigar danos adicionais e promover a recuperação.

Fisiopatologia pós-ressuscitação cardiopulmonar

Após a RCP, o organismo apresenta diversas disfunções fisiopatológicas associadas à síndrome de reperfusão que incluem:

- *Lesão cerebral hipóxico-isquêmica*: a interrupção do fluxo sanguíneo cerebral durante a PCR pode causar danos neuronais significativos. A reperfusão subsequente pode agravar a lesão por meio de processos inflamatórios e estresse oxidativo com intensa produção de espécies reativas de radicais livres (EROS) e influxo de cálcio intracelular, intensificando a lesão celular e desencadeando apoptose precoce.
- *Disfunção miocárdica*: a isquemia miocárdica e sua subsequente reperfusão resultam em disfunção ventricular, redução do débito cardíaco e potencial desenvolvimento de choque cardiogênico, comum no período pós-PCR e possivelmente "protegido" ou amenizado pelo uso prévio de betabloqueadores.
- *Resposta inflamatória sistêmica*: a reperfusão e a hipoxia-isquemia global desencadeiam uma resposta inflamatória sistêmica, levando à disfunção de múltiplos órgãos e ao desenvolvimento de síndrome da resposta inflamatória sistêmica (SIRS), simulando um quadro de choque distributivo ou sepse similar. Isso pode motivar um tratamento inadequado quando o componente meramente inflamatório reperfusional não é reconhecido corretamente, resultando na prescrição de antibioticoterapia e tratamentos comuns ao choque séptico.

Princípios gerais da monitorização hemodinâmica

A monitorização hemodinâmica visa avaliar e otimizar o estado circulatório do paciente, fornecendo dados críticos para guiar a terapia. Os objetivos incluem a manutenção da perfusão tecidual adequada, a identificação precoce de instabilidade hemodinâmica e a orientação da administração de fluidos e fármacos vasoativos.

Métodos de monitorização

- *Não invasivos ou minimamente invasiva*: pressão arterial não invasiva (NIBP), ecodopplercardiografia transtorácica à beira do leito e ecodopplercardiografia transesofágica.

- *Invasivos*: cateter arterial, cateter venoso central, cateter de artéria pulmonar e monitorização de débito cardíaco por termodiluição.

Métodos de monitorização hemodinâmica invasiva

A monitorização hemodinâmica invasiva tem suas raízes na década de 1970, com a introdução dos cateteres de artéria pulmonar (Swan-Ganz). Esses dispositivos permitiram a medição direta de pressões intracardíacas e do débito cardíaco, revolucionando a gestão de pacientes críticos. Desde então, avanços tecnológicos permitiram medições contínuas e precisas, melhorando a compreensão da fisiologia cardiovascular em condições críticas. Os benefícios da monitorização hemodinâmica invasiva incluem a detecção precoce de instabilidade hemodinâmica, permitindo ajustes precisos na terapia com fluidos e medicamentos vasoativos. Estudos indicam que essa abordagem pode melhorar significativamente a sobrevida e a recuperação funcional dos pacientes.

A monitorização hemodinâmica invasiva envolve a inserção de cateteres em vasos sanguíneos para medir diretamente as pressões e o débito cardíaco. Os cateteres mais comuns incluem o cateter arterial, o cateter venoso central e o cateter de artéria pulmonar (Swan-Ganz) e termodiluição.

A pressão arterial invasiva proporciona mensurações contínuas e precisas da pressão arterial, essencial para pacientes instáveis hemodinamicamente. O cateter de artéria pulmonar permite a mensuração do débito cardíaco, das pressões de enchimento cardíaco e da resistência vascular pulmonar e periférica, além de índices de trabalho sistólico, fornecendo uma visão abrangente do estado hemodinâmico do paciente.

Os tipos de cateter são:

- *Swan-Ganz (cateter de artéria pulmonar)*: utilizado para medir a pressão da artéria pulmonar (PAP), a pressão de oclusão da artéria pulmonar (PAOP) e o débito cardíaco.
- *Cateter arterial*: usado para medir a pressão arterial contínua e para coleta de gases sanguíneos arteriais.
- *Cateter venoso central*: utilizado para medir a pressão venosa central (PVC) e administrar medicamentos e fluidos.

Técnica de inserção dos cateteres

A inserção de cateteres hemodinâmicos requer técnica asséptica e treinamento especializado. A seleção do local de inserção é crítica, assim como o preparo do paciente e os cuidados durante e após a inserção.

Parâmetros monitorados

- *Pressão arterial*: a medição contínua da pressão arterial sistêmica é fundamental em pacientes críticos.
- *Pressão venosa central (PVC)*: serve como indicador de pré-carga do ventrículo direito e do *status* volêmico.
- *Pressão da artéria pulmonar (PAP) e PAOP*: são indicadores da função cardíaca e do *status* volêmico do ventrículo esquerdo.
- *Débito cardíaco*: pode ser medido diretamente ou de forma indireta, por meio de termodiluição.

Interpretação dos dados hemodinâmicos

A interpretação dos dados obtidos deve ser correlacionada com o estado clínico do paciente. Métodos para interpretar os dados incluem a análise de tendências e a correlação com exames laboratoriais e clínicos.

Complicações e cuidados associados à monitorização invasiva

As complicações potenciais incluem infecção, trombose e lesão vascular. Medidas preventivas e cuidados adequados são essenciais para minimizar esses riscos. Tabelas que ilustram as complicações e suas taxas de incidência fornecem uma visão clara dos riscos associados.

Monitorização invasiva da pressão arterial

A monitorização invasiva da pressão arterial (PAI) foi introduzida na prática clínica na década de 1940 e evoluiu significativamente ao longo dos anos. Inicialmente restrita a ambientes de pesquisa, rapidamente se tornou uma prática padrão em unidades de terapia intensiva e durante cirurgias de alto risco.

Estudos clínicos demonstram que a PAI melhora a detecção de instabilidade hemodinâmica e permite intervenções terapêuticas mais precisas. Por exemplo, Peberdy *et al.* (2001) mostraram que a monitorização invasiva da PA está associada ao melhor gerenciamento da condição hemodinâmica e a melhores desfechos em pacientes pós-PCR. Os principais benefícios dessa técnica incluem a medição contínua e precisa da pressão arterial (PA), permitindo ajustes terapêuticos imediatos e a detecção precoce de alterações hemodinâmicas críticas. Estudos indicam que essa abordagem pode melhorar significativamente a sobrevida e a recuperação funcional dos pacientes.

A PAI envolve a inserção de um cateter arterial, geralmente na artéria radial ou femoral. Esse método fornece leituras contínuas e precisas das pressões arteriais sistólica, diastólica e média.

Tipos de cateteres arteriais

- *Cateter arterial radial*: comumente utilizado devido à sua acessibilidade e menor risco de complicações.
- *Cateter arterial femoral*: utilizado em situações onde o acesso radial não é viável ou seguro.

A técnica de inserção requer assepsia rigorosa e habilidade técnica. A seleção do local de inserção depende de fatores clínicos específicos e das condições do paciente:

- *Preparação do paciente*: limpeza e assepsia do local de inserção.
- *Inserção do cateter*: uso de técnicas de punção direta ou com fio-guia.
- *Fixação do cateter*: utilização de dispositivos de fixação para evitar deslocamento.
- *Conexão ao transdutor*: ajuste e calibração do sistema de monitorização.

Parâmetros monitorados:

- *Pressão arterial sistólica (PAS)*: reflete a força máxima do coração durante a contração.
- *Pressão arterial diastólica (PAD)*: reflete a pressão nas artérias durante o relaxamento cardíaco.
- *Pressão arterial média (PAM)*: indicador crítico da perfusão dos órgãos.

A interpretação deve considerar o contexto clínico do paciente. A análise de tendências e a correlação com outros dados hemodinâmicos são fundamentais para a tomada de decisão clínica.

As complicações e cuidados associados à monitorização invasiva da pressão arterial incluem infecção, trombose, isquemia e lesão arterial. Medidas preventivas e cuidados adequados são essenciais para minimizar esses riscos.

Seus principais objetivos no pós-PCR são a manutenção da perfusão adequada dos órgãos vitais, a monitorização da resposta ao tratamento e a detecção precoce de complicações hemodinâmicas, guiando a administração de fluidos, vasopressores e inotrópicos, permitindo seus ajustes terapêuticos.

Termodiluição

A termodiluição baseia-se na injeção de uma solução fria em uma veia central e na medição da mudança de temperatura do sangue para calcular o débito cardíaco. Figuras ilustrativas do processo de termodiluição ajudam a entender o conceito.

A técnica envolve a injeção rápida de um indicador frio na veia central, seguida pela medição da temperatura no átrio direito ou na artéria pulmonar. O cálculo do débito cardíaco é realizado utilizando fórmulas específicas que consideram a mudança de temperatura e o volume injetado.

Fatores como temperatura do indicador, ritmo cardíaco irregular e técnicas inadequadas de injeção podem influenciar as medições. A termodiluição é comparada com métodos como bioimpedância, ecocardiografia e análise de contorno de pulso.

Os principais objetivos do uso da termodiluição pós-PCR incluem restabelecer a perfusão adequada dos órgãos vitais, monitorar a resposta ao tratamento e ajustar a terapia conforme necessário. Seu uso orienta a administração de inotrópicos e vasopressores (indicações, dosagens e ajustes baseados na monitorização hemodinâmica) e fluidoterapia (estratégias de manejo de infusão de fluidos).

A monitorização invasiva oferece precisão e detalhamento superiores em comparação com métodos não invasivos. Os desafios incluem a necessidade de treinamento especializado e o risco de complicações.

Técnicas como termodiluição contínua e análise de contorno de pulso fornecem dados em tempo real sobre o débito cardíaco, permitindo ajustes terapêuticos imediatos.

Ecodopplercardiografia à beira do leito

Indicações da ecocardiografia pós-PCR

Este método desempenha um papel crucial na monitorização pós-PCR, oferecendo uma avaliação não invasiva e em tempo real da função cardíaca e da estrutura anatômica. A utilização adequada desta técnica pode guiar intervenções terapêuticas precoces e melhorar os resultados clínicos, permitindo uma abordagem personalizada e direcionada para cada paciente após um evento tão grave como a PCR. Está indicada para pacientes que experimentaram uma PCR para avaliar:

1. *Função cardíaca global*: avaliação da contratilidade global dos ventrículos esquerdo e direito, fração de ejeção e detecção de disfunção ventricular.
2. *Válvulas cardíacas*: avaliação das válvulas cardíacas para detectar lesões estruturais, como regurgitação ou estenose, que podem ocorrer como resultado de isquemia durante a PCR.
3. *Pericárdio*: detecção de derrame pericárdico, que pode ocorrer como complicação tardia de ressuscitação pós-PCR.
4. *Tromboembolismo*: avaliação para identificar a presença de trombos intracavitários, que podem ocorrer devido à estase sanguínea durante a PCR.
5. *Anatomia coronariana*: avaliação inicial da anatomia coronariana, especialmente se a causa da PCR não foi imediatamente clara, para guiar decisões de tratamento posterior.

Técnicas de ecodopplercardiografia utilizadas

1. *Ecodopplercardiografia transtorácica* (ETT): é a técnica mais comum e geralmente a primeira escolha após uma PCR. Permite uma visualização detalhada das estruturas cardíacas através da parede torácica.
2. *Ecodopplercardiografia transesofágica* (ETE): em alguns casos específicos, como quando a ETT não fornece imagens adequadas devido à obesidade ou hiperinsuflação pulmonar, a ETE pode ser utilizada para obter imagens mais detalhadas e próximas das estruturas cardíacas.

Após a PCR, a ecodopplercardiografia pode ser realizada inicialmente para estabelecer uma linha de base e repetida conforme necessário, dependendo da condição clínica do paciente. O protocolo pode incluir:

- *Exame inicial*: realizado nas primeiras horas após a PCR para avaliar a função cardíaca imediata e identificar complicações agudas.
- *Exames subsequentes*: programados de acordo com a evolução clínica do paciente, especialmente se houver mudanças hemodinâmicas significativas, para detectar novas alterações cardíacas.
- *Monitorização contínua*: em alguns casos críticos, a ecocardiografia contínua pode ser utilizada para monitorar dinamicamente a função cardíaca durante procedimentos terapêuticos ou em unidades de terapia intensiva.

A interpretação das imagens obtidas pelo eco deve considerar o contexto clínico do paciente, incluindo fatores como idade, comorbidades e eventos precipitantes da PCR.

Princípios gerais da monitorização cerebral

A monitorização cerebral pós-RCP é crucial para detectar e tratar a lesão cerebral secundária, otimizar a perfusão cerebral e prevenir complicações neurológicas. Os objetivos incluem a identificação precoce de deterioração neurológica, a orientação do manejo terapêutico e a avaliação do prognóstico.

Métodos de monitorização

- Eletroencefalograma (EEG).
- Potenciais evocados.
- Monitorização da pressão intracraniana (PIC).
- Oxigenação cerebral (*Near-Infrared Spectroscopy* – NIRS).

Métodos de monitorização cerebral

- *Eletroencefalograma* (EEG): o EEG é uma técnica não invasiva que mede a atividade elétrica do cérebro por meio de eletrodos colocados no couro cabeludo. A atividade cerebral é registrada como ondas elétricas que podem ser analisadas para identificar anormalidades. É uma ferramenta valiosa no contexto pós-PCR, ajudando na detecção de convulsões e na avaliação do estado de consciência.

O EEG foi desenvolvido no início do século XX e rapidamente se tornou uma ferramenta essencial na avaliação neurológica. Nos cuidados críticos, seu uso se expandiu para monitorar a função cerebral em condições como PCR, traumatismo cranioencefálico e encefalopatias. O EEG pode fornecer informações prognósticas valiosas em pacientes pós-PCR. Por exemplo, estudos como o de Rossetti *et al*. (2010) mostraram que padrões específicos de EEG, como supressão de surto e reatividade a estímulos, estão associados a desfechos neurológicos.

Os benefícios do EEG incluem a detecção precoce de convulsões não convulsivas, a monitorização contínua do estado cerebral e a avaliação do prognóstico neurológico.

Tipos de EEG

- *EEG de rotina*: registro de curta duração (20-30 minutos) realizado em um ambiente clínico ou laboratorial.
- *EEG contínuo* (cEEG): monitorização prolongada, geralmente utilizada em unidades de terapia intensiva (UTI) para avaliação contínua do estado cerebral.

Técnica de realização do EEG

A técnica de realização do EEG envolve a colocação de eletrodos no couro cabeludo de acordo com o sistema internacional 10-20. A preparação do paciente inclui a limpeza do couro cabeludo e a aplicação de gel condutor para melhorar a condutividade elétrica.

1. *Preparação do paciente*: explicação do procedimento e consentimento informado.
2. *Colocação dos eletrodos*: utilização do sistema 10-20 para garantir a posição correta dos eletrodos.
3. *Registro da atividade elétrica*: captura das ondas cerebrais e análise em tempo real ou posterior.

Figuras ilustrativas do sistema de colocação dos eletrodos e do processo de registro são cruciais.

Parâmetros monitorados no EEG

- *Frequência das ondas cerebrais*: Delta (0,5-4 Hz), Teta (4-8 Hz), Alfa (8-13 Hz), Beta (13-30 Hz).
- *Padrões anormais*: supressão de surto, atividade epileptiforme, reatividade a estímulos.

A interpretação do EEG requer treinamento especializado e deve considerar o contexto clínico do paciente. Padrões específicos, como supressão de surto, atividade epiléptica e reatividade a estímulos, são indicadores importantes do estado neurológico e prognóstico.

Os principais objetivos incluem a avaliação do estado neurológico, a detecção precoce de convulsões, a monitorização contínua do estado cerebral e a previsão do prognóstico neurológico. As complicações do uso de EEG são raras, mas podem incluir desconforto do paciente e artefatos no registro.

A monitorização com EEG contínuo (cEEG) é integrada a protocolos de cuidados neurológicos avançados, fornecendo dados críticos para a tomada de decisão.

Os dados do EEG guiam intervenções terapêuticas, como o uso de anticonvulsivantes, sedativos e estratégias de controle de temperatura.

Ajustes terapêuticos possíveis com o EEG

- *Uso de anticonvulsivantes*: indicações, dosagens e ajustes baseados na atividade epileptiforme detectada pelo EEG.
- *Sedação e analgesia*: ajustes baseados na monitorização contínua do EEG para evitar supressão excessiva da atividade cerebral.
- *Controle de temperatura*: hipotermia terapêutica e suas implicações na atividade cerebral.

O EEG oferece precisão e detalhamento superiores na avaliação do estado neurológico em comparação com métodos clínicos isolados. Os desafios para seu uso incluem a necessidade de treinamento especializado e a interpretação complexa dos dados.

- Parte superior do formulário
- Parte inferior do formulário

Potenciais evocados

Os potenciais evocados (PEs) são uma técnica neurofisiológica que oferece uma avaliação objetiva da função do sistema nervoso central em pacientes pós-PCR. Foram introduzidos na prática clínica nas décadas de 1960 e 1970, e, desde então, têm sido amplamente utilizados na avaliação de várias condições neurológicas, incluindo lesão cerebral após PCR. Diversos estudos têm mostrado que os potenciais evocados somatossensoriais (PESS) e os potenciais evocados auditivos de tronco encefálico (PEATE) são ferramentas valiosas na avaliação de pacientes pós-PCR.

Os principais benefícios dos PEs incluem a avaliação objetiva e não invasiva da função neurológica, a capacidade de monitorar mudanças ao longo do tempo e a possibilidade de prever o desfecho neurológico. Estudos indicam que a utilização dos PEs pode melhorar significativamente a precisão prognóstica em pacientes pós-PCR.

Tipos de potenciais evocados

Potenciais evocados somatossensoriais (PESS)

- *Definição e princípios básicos*: os PESS medem a resposta elétrica do sistema nervoso central à estimulação sensorial periférica.
- *Técnica de medição*: envolve a estimulação elétrica de um nervo periférico (geralmente o nervo mediano no punho) e a gravação das respostas no córtex somatossensorial.
- *Interpretação de dados*: a presença ou a ausência de respostas PESS pode indicar a integridade das vias sensoriais e prever o prognóstico neurológico.

Potenciais evocados auditivos de tronco encefálico (PEATE)

- *Definição e princípios básicos*: os PEATE medem a atividade elétrica ao longo da via auditiva, desde o nervo coclear até o tronco encefálico.
- *Técnica de medição*: envolve a apresentação de estímulos auditivos (geralmente cliques) nos ouvidos e a gravação das respostas elétricas por meio de eletrodos no couro cabeludo.
- *Interpretação de dados*: a latência e a amplitude das ondas PEATE podem fornecer informações sobre a integridade da via auditiva e a função do tronco encefálico.

Potenciais evocados visuais (PEV)

- *Definição e princípios básicos*: os PEV medem a resposta elétrica do córtex visual à estimulação visual.
- *Técnica de medição*: envolve a apresentação de estímulos visuais (como padrões de tabuleiro de xadrez) e a gravação das respostas no córtex occipital.
- *Interpretação de dados*: as respostas PEV podem indicar a integridade das vias visuais desde a retina até o córtex visual no cérebro.

Técnicas de medição dos potenciais evocados

A preparação adequada do paciente é essencial para obter resultados precisos e confiáveis. O paciente deve estar em uma posição confortável e relaxada, preferencialmente em um ambiente silencioso e com temperatura controlada. A sedação leve pode ser utilizada, se necessário, para garantir que o paciente permaneça imóvel durante o procedimento.

Equipamentos necessários

- Estimulador elétrico para PESS e PEATE.
- Estimulador visual para PEV.
- Eletrodos de superfície para gravação das respostas elétricas.
- Amplificadores e filtros para processar os sinais elétricos.
- *Software* de análise para interpretar os dados coletados.

Procedimento de medição

1. Potenciais evocados somatossensoriais (PESS):
   - Estimulação do nervo mediano no punho.
   - Gravação das respostas no córtex somatossensorial contralateral.
2. Potenciais evocados auditivos de tronco encefálico (PEATE):
   - Apresentação de cliques auditivos nos ouvidos.
   - Gravação das respostas ao longo da via auditiva central.
3. Potenciais evocados visuais (PEV):
   - Apresentação de estímulos visuais padrão.
   - Gravação das respostas no córtex visual.

Interpretação dos dados de potenciais evocados

Parâmetros avaliados

- *Latência*: tempo entre o estímulo e a resposta elétrica.
- *Amplitude*: tamanho da resposta elétrica.
- *Forma da onda*: características morfológicas das respostas registradas.

A interpretação dos dados dos PEs deve considerar os parâmetros normativos estabelecidos, as condições clínicas do paciente e a consistência das respostas ao longo do tempo. A ausência de respostas ou alterações significativas na latência e amplitude podem indicar lesões neurológicas. A ausência de respostas PESS e PEATE em pacientes comatosos após PCR está fortemente associada a um prognóstico neurológico desfavorável. A presença de respostas normais sugere uma maior probabilidade de recuperação neurológica.

Os PEs têm a vantagem de serem uma avaliação objetiva e não invasiva da função neurológica, permitindo monitorar mudanças ao longo do tempo e prever desfechos neurológicos com maior precisão. No entanto, a necessidade de equipamentos especializados, treinamento técnico e a variabilidade interindividual nas respostas dos PEs ainda são as maiores limitações para sua ampla implementação na avaliação rotineira dos pacientes pós-PCR.

Monitorização da pressão intracraniana

A monitorização da pressão intracraniana (PIC) é uma ferramenta eventual para avaliar a hipertensão intracraniana em pacientes pós-PCR.

Introduzida na prática clínica na década de 1960, a monitorização da PIC tem sido amplamente utilizada para avaliar a pressão intracraniana em várias condições neurológicas, incluindo lesão cerebral traumática e edema cerebral. Em pacientes pós-PCR, a monitorização da PIC pode fornecer informações críticas sobre a pressão intracraniana e a dinâmica cerebral, permitindo intervenções terapêuticas mais precisas.

Os principais benefícios da monitorização da PIC incluem a medição contínua e precisa da pressão intracraniana, a capacidade de detectar alterações hemodinâmicas cerebrais precoces e a orientação de intervenções terapêuticas para prevenir danos neurológicos adicionais.

Métodos de monitorização da PIC

- *Cateter intraventricular*: considerado o padrão-ouro para a monitorização da PIC, envolve a inserção de um cateter no ventrículo lateral, permitindo a medição direta da pressão e a drenagem de líquido cerebrospinal (LCR), quando necessário.
- *Sensor intraparenquimatoso*: um dispositivo inserido no parênquima cerebral que mede a pressão intracraniana. É menos invasivo que o cateter intraventricular, mas não permite a drenagem de LCR.
- *Sensor subdural ou epidural*: colocado sob a dura-máter ou no espaço epidural, é menos invasivo, mas geralmente menos preciso que os métodos intraventriculares e intraparenquimatosos.

Técnica de inserção do cateter intraventricular

A técnica de inserção requer assepsia rigorosa e habilidade cirúrgica. A seleção do local de inserção depende de fatores clínicos específicos e das condições do paciente. Passos detalhados da técnica de inserção, incluindo figuras ilustrativas da anatomia relevante, são cruciais.

1. *Preparação do paciente*: limpeza e assepsia rigorosa do local de inserção.
2. *Inserção do cateter*: abertura de uma pequena janela de trepanação e inserção do cateter no ventrículo lateral.
3. *Fixação do cateter*: utilização de dispositivos de fixação para evitar deslocamento.
4. *Conexão ao transdutor*: ajuste e calibração do sistema de monitorização.

Parâmetros monitorados

- *Pressão intracraniana* (PIC): indicador crítico da pressão dentro do crânio.
- *Onda de pulso da PIC*: características da onda de pulso podem fornecer informações sobre a complacência cerebral e a resistência vascular.

Parâmetros avaliados

- *Valores absolutos da PIC*: normalmente entre 5-15 mmHg em adultos. Valores acima de 20-25 mmHg são considerados críticos e necessitam de intervenção.
- *Tendências e flutuações*: a análise de tendências ao longo do tempo é essencial para identificar aumentos ou diminuições agudas na PIC.

A interpretação deve considerar o contexto clínico do paciente, incluindo a presença de edema cerebral, lesão cerebral hipóxica-isquêmica e outras condições neurológicas. A correlação com outros dados hemodinâmicos e neurológicos é fundamental para a tomada de decisão clínica.

Ajustes terapêuticos potenciais com uso da PIC

- *Uso de agentes osmóticos*: indicações, dosagens e ajustes baseados na monitorização da PIC.

- *Drenagem de líquido cerebrospinal* (LCR): estratégias de manejo com base nos dados de PIC.
- *Ventilação mecânica*: ajustes na ventilação para controlar a pressão intracraniana.

A espectroscopia de oximetria cerebral (do inglês, ***near-infrared spectroscopy*** – NIRS) emerge como uma ferramenta promissora para monitorizar continuamente a oxigenação cerebral não invasiva em pacientes pós-PCR.

A NIRS foi introduzida inicialmente na década de 1970 e tem sido amplamente utilizada na avaliação da oxigenação tecidual em várias especialidades médicas, incluindo neurologia e anestesiologia.

Os principais benefícios incluem a monitorização contínua e não invasiva da oxigenação cerebral, a detecção precoce de hipoxia cerebral e a orientação de intervenções terapêuticas para melhorar o fluxo sanguíneo cerebral e otimizar a oxigenação.

- *Princípio de espectroscopia*: utiliza luz infravermelha próxima para medir a absorção de oxi-hemoglobina e desoxi-hemoglobina nos tecidos cerebrais.
- *Sondas e sensores*: são colocados na testa do paciente para emitir e captar a luz infravermelha, permitindo a medição da oxigenação cerebral.

Interpretação dos dados de NIRS

- *Parâmetros medidos*: incluem a saturação de oxigênio cerebral (rSO_2), que reflete a proporção de hemoglobina oxigenada no tecido cerebral.
- *Valores normais e anormais*: valores normais de rSO_2 variam de acordo com a idade e as condições clínicas do paciente. Quedas significativas nos níveis de rSO_2 podem indicar comprometimento da oxigenação cerebral.

Configuração e aplicação das sondas NIRS

- *Localização das sondas*: colocação estratégica nas regiões frontal e temporal para captar a oxigenação de áreas corticais específicas.
- *Calibração e ajuste*: processo inicial para assegurar a precisão das medições de rSO_2 cerebral.

Monitorização contínua e dados dinâmicos

- *Monitorização em tempo real*: permite a visualização contínua das mudanças na oxigenação cerebral durante procedimentos clínicos e intervenções terapêuticas.
- *Gravação de dados*: registros contínuos facilitam a análise retrospectiva e a correlação com eventos clínicos.

Enolase neuroespecífica

A enolase neuroespecífica (NSE) é uma isoenzima da enolase, envolvida na via glicolítica, que é expressa principalmente em células neuronais. Após a lesão cerebral, como ocorre em casos de hipoxia-isquemia durante a PCR, a NSE é liberada na circulação sistêmica. Seus níveis podem, portanto, refletir a extensão do dano neuronal e servir como um indicador de prognóstico neurológico.

Durante a PCR, a interrupção do fluxo sanguíneo cerebral causa morte neuronal e liberação de NSE. A reperfusão subsequente pode exacerbar esse processo, levando a um aumento adicional dos níveis de NSE no sangue. A medição dos níveis de NSE pode ajudar a quantificar o grau de lesão cerebral hipóxico-isquêmica e fornecer informações prognósticas importantes.

A aplicação clínica da NSE pós-PCR e seu papel como marcador de melhora neurológica Estudos demonstram que níveis elevados de NSE estão associados a piores desfechos neurológicos em sobreviventes de PCR. A dosagem de NSE, especialmente quando medida em série, pode ajudar a prever a probabilidade de recuperação neurológica e orientar as decisões clínicas.

Os valores de corte específicos para NSE em diferentes momentos após a RCP (p. ex., 24, 48 e 72 horas) são importantes. Níveis de NSE superiores a esses valores de corte são geralmente associados a prognósticos neurológicos desfavoráveis, embora a variabilidade interindividual deva ser considerada.

Há uma considerável variabilidade nos níveis basais de NSE entre indivíduos, o que pode complicar a interpretação dos resultados. Condições preexistentes, como doenças neurodegenerativas e cânceres neuroendócrinos, também podem elevar os níveis de NSE.

A hemólise e outras condições podem interferir na dosagem de NSE, levando a resultados falsamente elevados. Portanto, é essencial considerar esses fatores ao interpretar os níveis de NSE.

A dosagem de NSE deve ser utilizada em conjunto com outras avaliações clínicas e neurológicas, como o exame físico, imagem cerebral e outros biomarcadores (p. ex., proteína S-100B). Uma abordagem multimodal melhora a precisão prognóstica e a tomada de decisão clínica. No entanto ainda não há evidências de que sua queda progressiva pode se traduzir em melhor ou pior prognóstico

Conclusão

A integração dos dados hemodinâmicos e cerebrais é crucial para uma abordagem abrangente e coordenada no manejo pós-RCP. A correlação desses dados permite a personalização do tratamento, a detecção precoce de complicações e a otimização dos desfechos.

Nesse cenário, a colaboração entre emergencistas, intensivistas, neurologistas, cardiologistas e equipe multiprofissional é fundamental para o sucesso no manejo do paciente, com a implementação de protocolos padronizados de monitorização hemodinâmica e cerebral e melhoria da consistência e qualidade do cuidado, reduzindo a variabilidade na prática clínica.

A monitorização hemodinâmica e cerebral pós-RCP é essencial para a detecção precoce de complicações e a orientação do manejo terapêutico. A integração dos dados hemodinâmicos e neurológicos, juntamente com uma abordagem multidisciplinar, é crucial para melhorar os desfechos clínicos.

A evolução contínua da tecnologia e a pesquisa em novas abordagens de monitoração e terapêuticas oferecem oportunidades para melhorar ainda mais o cuidado dos pacientes pós-RCP.

Bibliografia

Al Thenayan E, Savard M, Sharpe M, Norton L, Young B. Predictors of poor neuro-logic outcome after induced mild hypothermia following cardiac arrest. Neurology. 2008;71(19):1535-7.

Al-Mufti F, Claassen J. Neurocritical care: status epilepticus review. Crit Care Clin. 2014;30(4):751-64.

Bisschops LL. Predictive value of neuron-specific enolase for neurological out-come after cardiac arrest: a prospective cohort study. Crit Care. 2011;15(6):R198.

Carney N, Totten AM, O'Reilly C, et al. Guidelines for the Management of Severe Traumatic Brain Injury. Neurosurgery. 2017;80(1):6-15.

Carney N, Totten AM, O'Reilly C, et al. Guidelines for the Management of Severe Traumatic Brain Injury. Neurosurgery. 2017;80(1):6-15.

Chesnut RM, Marshall LF, Klauber MR, et al. (1993). The role of secondary brain injury in determining outcome from severe head injury. J Trauma. 1993;34(2):216-22.

Claassen J, Hirsch LJ, Mayer SA. Continuous electroencephalographic monitoring in patients with subarachnoid hemorrhage. J Clin Neurophysiol. 2004;21(2):72-8.
Crepeau AZ, Fugate JE, Mandrekar JN, et al. Value of EEG in predicting outcome after convulsive status epilepticus: a multicenter study. Epilepsia. 2014;55(3):491-500.
De Backer D, Bakker J, Cecconi M, et al. Alternatives to the Swan-Ganz catheter. Int Care Med. 2018;44(5):730-41.
Dellinger RP, Levy MM, Rhodes A, et al. Surviving sepsis campaign: international guidelines for management of severe sepsis and septic shock, 2012. Crit Care Med. 2013;41(2):580-637.
Elmer J, Gianakas JJ, Rittenberger JC, et al. Group-based trajectory modeling of suppression ratio after cardiac arrest. Neurocrit Care. 2016;25(3):415-23.
Fang MC. Elevated serum neuron-specific enolase is associated with poor out-comes in patients resuscitated from cardiac arrest: a meta-analysis. J Crit Care. 2010;25(4):459.e1-459.e9.
Ganz W, Donoso R, Marcus HS, Forrester JS, Swan HJ. A new technique for meas-urement of cardiac output by thermodilution in man. Am J Cardiol. 1971;27(4):392-6.
Genbrugge C, Dens J, Meex I, Boer W, Jans F, De Deyne C. Impact of advanced haemodynamic monitoring on the prediction of neurologic outcome in out-of-hospital cardiac arrest survivors undergoing hypothermia: a retrospective study. Resuscitation. 2018;122:9-15.
Hirsch LJ, Fong MW, Leitinger M, et al. American Clinical Neurophysiology Society's Standardized Critical Care EEG Terminology: 2021 Version. J Clin Neurophysiol. 2021;38(1):1-29.
Jansen JR, Schreuder JJ, Bogaard JM, Versprille A. Cardiac output measurement by thermodilution and earpiece dye densitometry during exercise. J Appl Physiol. 2001;91(1):226-32.
Levy MM, Evans LE, Rhodes A. The Surviving Sepsis Campaign Bundle: 2018 up-date. Int Care Med. 2018;44(6):925-8.
Maas AI, Stocchetti N, Bullock R. Moderate and severe traumatic brain injury in adults. Lancet Neurol. 2008;7(8):728-71.
Madl C, Holzer M. Brain function after resuscitation from cardiac arrest. Curr Op Crit Care. 2004;10(3):213-7.
Madl C, Kramer L, Yeganehfar W, et al. Improved outcome prediction in uncon-scious cardiac arrest survivors with sensory evoked potentials compared with clin-ical assessment. Crit Care Med. 2000;28(3):721-6.
Meddings JA, Saint S, Fowler KE, et al. The ann arbor criteria for appropriate urinary catheter use in hospitalized medical patients: results obtained through a modified Delphi approach. Am J Infect Control. 2010;38(1):83-90.
Mermel LA, Farr BM, Sherertz RJ, et al. Guidelines for the management of intravas-cular catheter-related infections. Clin Infect Diseases. 2001;32(9):1249-72.
Moulin RS. Serum neuron-specific enolase and S-100b protein for prognosis of outcome in cardiac arrest patients. Resuscitation. 2016;104, 70-7.
Murkin JM, Arango M. Near-infrared spectroscopy as an index of brain and tissue oxygenation. Br J Anaesth. 2009;103 Suppl 1.
Neumar RW. Post-cardiac arrest syndrome: epidemiology, pathophysiology, treat-ment, and prognostication. Circulation. 2008;118(23):2452-83.
Niemann JT, Rosborough JP, Youngquist S, et al. Detailed hemodynamic monitor-ing during advanced cardiac life support in a Swine model of prolonged cardiac arrest. Resuscitation. 2013;84(9):1324-9.
Nilsson KR, Edgren E, Sjöberg F. Near-infrared spectroscopy in comatose patients after cardiac arrest. J Intensive Care Med. 2015;30(7):392-6.
Nolan JP. Post-cardiac arrest syndrome: epidemiology, pathophysiology, treat-ment, and prognostication. Resuscitation. 2015;91:1-7.
Osman D, Ridel C, Ray P, et al. Cardiac filling pressures are not appropriate to pre-dict hemodynamic response to volume challenge. Crit Care Med. 2007;35(1):64-8.
Parnia S, Yang J, Nguyen R, et al. Cerebral oximetry during cardiac arrest: a multi-center study of neurologic outcomes and survival. Crit Care Med. 2016;44(9):1663-74.
Peberdy MA, Callaway CW, Neumar RW, et al. Part 9: post-cardiac arrest care: 2010 American Heart Association Guidelines for Cardiopulmonary Resuscitation and Emergency Cardiovascular Care. Circulation. 2010;122(18 Suppl 3):S768-S786.
Pinsky MR. Hemodynamic monitoring over the past 10 years. Crit Care. 2003;7(3):317-22.

Reinhart K, Eyrich K, Brunkhorst FM, et al. Comparison of transcardiopulmonary and conventional thermodilution cardiac output measurement. Int Care Med. 1990;16(6):411-6.

Rivers E, Nguyen B, Havstad S, et al. Early goal-directed therapy in the treatment of severe sepsis and septic shock. New Engl J Med. 2001;345(19):1368-77.

Rossetti AO, Logroscino G, Milligan TA, Vigevano F, Bromfield EB, Kaplan PW. Sta-tus epilepticus severity score (STESS): a tool to orient early treatment strategy. J Neurol Neurosurg Psych. 2010;81(5):508-14.

Rothstein TL, Kitts EL, Wolfe GI, et al. Sensory evoked potentials in comatose sur-vivors of cardiac arrest: a long-term prognosis study. Neurology. 1991;41(1):27-32.

Sakamoto T, Horiuchi T, Kawaguchi R, et al. Usefulness of regional cerebral oxygen saturation monitoring as a marker of neurologic outcome during and after cardio-pulmonary resuscitation in intensive care unit. J Intensive Care. 2016;4:54.

Sandroni C. Prognostication in comatose survivors of cardiac arrest: an advisory statement from the European Resuscitation Council and the European Society of Intensive Care Medicine. Resuscitation. 2014;85(12):1779-89.

Seder DB, Nielsen N, Fraser GL, et al. Neurologic outcomes and postresuscitation care of patients with cardiac arrest treated with targeted temperature management at 33°C versus 36°C. Crit Care Med. 2015;43(11):2311-9.

Smith M, Stiefel MF, Magge S, et al. Intracranial Pressure Monitoring in Severe Traumatic Brain Injury. Neurosurg Review. 2013;36(1):145-54.

Smith M, Stiefel MF, Magge S, et al. Intracranial pressure monitoring in severe traumatic brain injury. Neurosurg Review. 2013;36(1):145-54.

Squara P, Denjean D, Estagnasie P, Brusset A, Dib JC, Dubois C. Noninvasive car-diac output monitoring (NICOM): a clinical validation. Int Care Med. 2009;35(5):963-8.

Steiner LA, Andrews PJ. Monitoring the injured brain: ICP and CBF. Brit J Anaesth. 2006;97(1):26-38.

Swan HJ, Ganz W, Forrester J, Marcus H, Diamond G, Chonette D. Catheterization of the heart in man with use of a flow-directed balloon-tipped catheter. New Engl J Med. 1970;283(9):447-51.

Vincent JL, Rhodes A, Perel A, et al. Clinical review: update on hemodynamic moni-toring – a consensus of 16. Crit Care. 2000;8(3):10.

Vincent JL, Sakr Y, Sprung CL, et al. Sepsis in European intensive care units: results of the SOAP study. Crit Care Med. 2005;34(2):344-53.

Young GB, Jordan KG, Doig GS. Anoxic-ischemic encephalopathy: clinical and elec-trophysiological associations with outcome. Neurocrit Care. 1996;5(1):55-62.

Zandbergen EG, de Haan RJ, Stoutenbeek CP, Koelman JH, Brouwer OF, de Gans J. Systematic review of early prediction of poor outcome in anoxic-ischaemic coma. Lancet. 1998;352(9143):1808-12.

6.3 Suporte Respiratório e Ventilação Mecânica para Minimizar a Injúria Pulmonar

Milena Paixão • Leandro Teixeira de Castro

Introdução

Após o retorno à circulação espontânea (RCE), é imprescindível a oferta oxigênio para indivíduos hipoxêmicos, bem como o estabelecimento de proteção da via aérea para pacientes comatosos. Deve-se evitar a hipoxemia e a hipercapnia pelo risco de injúria cerebral, nova parada cardiorrespiratória (PCR) e morte.[1-3] Mais recentemente, a hiperóxia também tem sido sugerida como fator de risco independente para óbito.[4]

Via aérea definitiva

Após uma PCR de curta duração com restabelecimento do nível de consciência e dos reflexos de proteção das vias aéreas, pode não ser necessária oxigenioterapia suplementar ou ventilação invasiva.[2] Para grande parte dos pacientes, porém, a presença de rebaixamento de nível de consciência, hipoxemia e/ou instabilidade hemodinâmica deve precipitar o estabelecimento imediato de uma via aérea avançada, preferencialmente por intubação orotraqueal.[1,2]

Nas ocasiões em que a intubação foi realizada durante a RCP, bem como no indivíduo previamente intubado, o posicionamento da cânula deve ser reavaliado após o RCE. Embora a posição tenha sido corretamente confirmada anteriormente, pode ocorrer deslocamento durante a massagem cardíaca. O objetivo é descartar a progressão inadvertida da cânula para o esôfago e a introdução excessiva. o que pode gerar seletividade para um brônquio principal, geralmente à direita. O primeiro passo é o exame físico, que deve contemplar a observação da expansibilidade do tórax, ausculta gástrica e ausculta pulmonar comparativa entre bases e ápices dos pulmões direito e esquerdo. Em seguida, a confirmação por dispositivo deve ser feita preferencialmente pela análise da curva de capnografia. Por último, a radiografia de tórax permite a mensuração da distância entre a extremidade inferior da cânula e a carina, que deverá ser de 3 a 7 cm.

Na eventualidade de ter sido realizada a passagem de dispositivo supraglótico, como a máscara laríngea, durante a RCP, deve-se planejar substituí-lo por cânula orotraqueal nesse momento. Os dispositivos supraglóticos não devem ser mantidos a longo prazo porque, apesar de serem efetivos na oferta de ventilação, não protegem a via aérea de forma efetiva contra a broncoaspiração.[3]

Controle da oxigenação arterial

Durante a ressuscitação cardiopulmonar é recomendada a suplementação de oxigênio com FiO_2 de 100% por meio de dispositivo bolsa-valva-máscara ou via aérea avançada. Após o RCE, deve-se manter o suporte de O_2 a 100% até o estabelecimento de uma curva de saturação de O_2 confiável ou a obtenção dos resultados da gasometria arterial.

É bem estabelecido que a hipoxemia pós-PCR agrava a anóxia cerebral e está associada a um maior risco de nova PCR e morte, devendo-se suplementar oxigênio quando os níveis de saturação de O_2 estiverem abaixo de 94% em ar ambiente.[1,2]

Alguns estudos experimentais em animais e coortes observacionais sugerem que a hiperóxia também pode aumentar o risco de morte e dano cerebral.[5,6] Acredita-se que o mecanismo esteja relacionado com a formação de radicais livres, que geram lesão de reperfusão nas células isquêmicas. Uma coorte multicêntrica americana com 4.459 indivíduos demonstrou uma correlação linear entre o aumento da pressão arterial de O_2 acima do limite da normalidade e o risco de morte pós-PCR. O aumento de 25 mmHg na PaO_2 correlacionou-se com um acréscimo de 6% no risco relativo de morte. Dessa forma, foi observada uma elevação de 24% no risco de morte para PaO_2 de 200 mmHg.[5]

Mais recentemente, uma metanálise de estudos observacionais sugeriu aumento da mortalidade em pacientes submetidos à hiperóxia após o RCE, definida neste estudo como PaO_2 maior que 300 mmHg.[7]

No entanto, outros estudos não comprovaram a correlação entre hiperóxia e mortalidade. Nesse contexto, um estudo australiano sugere a redução da FiO_2 apenas quando a oximetria de pulso for precisa e confiável, uma vez que o risco de manter o paciente sob hipóxia não compensa o benefício potencial de evitar a hiperóxia.[4]

Assim, as diretrizes americana e europeia atuais recomendam que, após a obtenção de medidas confiáveis e estáveis de $SatO_2$ e/ou PaO_2, por oximetria de pulso ou gasometria arterial respectivamente, seja realizada a titulação da FiO_2 para manter a saturação abaixo de 100%[1] ou 99%,[2] evitando-se a hiperóxia.

Controle dos níveis arteriais de CO_2

Nos pacientes submetidos a suporte ventilatório invasivo, é fundamental garantir a adequação da ventilação, evitando níveis extremos de $PaCO_2$. A faixa considerada mais adequada de $PaCO_2$ é de 35 a 45 mmHg. Podem ser aceitáveis níveis mais elevados em pacientes com síndrome do desconforto respiratório agudo (SDRA) ou doenças obstrutivas das vias aéreas.[1]

A capnografia com forma de onda contínua é recomendada durante os esforços de ressuscitação cardiopulmonar desde o momento da inserção da cânula orotraqueal. Essa forma de monitorização permite confirmar o posicionamento da cânula nas vias aéreas, além de avaliar a qualidade das compressões torácicas. No período após o RCE, a capnografia assume um papel importante na monitorização das ventilações, através dos níveis de CO_2 ao final da expiração ($ETCO_2$).

Níveis de $ETCO_2$ entre 30 e 40 mmHg são recomendados pela American Heart Association durante o período de recuperação após a RCP, salvo em situações específicas que demandem outros níveis.[1]

Avaliação complementar

A ventilação do paciente pode estar seriamente comprometida no período após o RCE, como consequência dos esforços de ressuscitação. Pode ocorrer aspiração de conteúdo gástrico durante a ventilação com dispositivo bolsa-valva-máscara ou durante a tentativa de inserção de uma via aérea definitiva, resultando em pneumonite e aumento do risco para pneumonia aspirativa. Também podem acontecer fraturas de arcos costais gerando pneumotórax e/ou hemotórax; além de intubação seletiva de um dos brônquios fonte resultando em atelectasia do pulmão contralateral e, por vezes, pneumotórax ipsilateral.

As doenças pulmonares associadas à hipoxemia podem precipitar a parada cardiorrespiratória, devendo-se considerar a investigação de infecção, doenças obstrutivas exacerbadas, tromboembolismo pulmonar e pneumotórax.

Nos pacientes sob ventilação mecânica que evoluem com PCR deve-se atentar particularmente para a ocorrência de obstrução da cânula por rolha de secreção, má ventilação por perfuração do balonete, mau posicionamento da cânula traqueal, desacoplamento inadvertido do circuito entre paciente e ventilador, ventilação inadequada gerando hipoxemia e pneumotórax secundário a barotrauma.

Estratégias de ventilação

Existem poucos dados na literatura a respeito das melhores estratégias de ventilação no período após o RCE. Em uma análise de três estudos observacionais, foram encontradas menores taxas de pneumonia hospitalar e síndrome do desconforto respiratório agudo em pacientes submetidos a ventilação com volumes correntes mais baixos e pressão positiva ao final da expiração (PEEP) mais alta.[8]

As diretrizes atuais das sociedades europeias de ressuscitação e cuidados intensivos sugerem o uso de ventilação protetora no período pós-RCE, com volume corrente entre 6 e 8 mL/kg de peso ideal e PEEP entre 4 e 8 cmH_2O.[2]

Estratégias adjuvantes incluem a descompressão gástrica por meio de inserção de sonda nasogástrica, para reduzir a distensão do estômago causada pela ventilação positiva com dispositivo bolsa-valva-máscara; sedação em doses adequadas para reduzir o trabalho respiratório após a recuperação da consciência; e o uso de bloqueadores neuromusculares por até 48 horas, para reduzir a dissincronia e o risco de barotrauma em pacientes com SDRA.[2]

Exames complementares

Dentre os exames complementares mais importantes após o RCE, alguns merecem destaque na avaliação do sistema respiratório:

- *Radiografia de tórax*: permite avaliar se a cânula orotraqueal está posicionada em altura adequada, porém não permite excluir a posição esofágica da cânula (para isso, é necessária a checagem clínica e por meio da capnografia). Também possibilita avaliar a presença de fraturas de arcos costais, sinais de pneumotórax, derrame pleural, consolidações pulmonares, congestão e até mesmo sinais sugestivos de embolia pulmonar (oligoemia e giba de Hampton).
- *Gasometria arterial*: permite verificar a adequação da oxigenação e da ventilação do paciente por meio das medidas de PaO_2 e $PaCO_2$, além de rápida análise de distúrbios ácido-base e de eletrólitos, os quais podem estar associados à PCR (p. ex., acidose, hiper ou hipocalemia).
- *Ultrassonografia de tórax*: método que vem ganhando espaço na sala de emergência e nas unidades de terapia intensiva, por ser não invasivo, de baixo custo e apresentar grande sensibilidade na identificação de complicações como pneumotórax, derrame pleural, congestão pulmonar e pneumonia. Com um *probe* adequado, também é possível realizar um ecodopplercardiograma à beira do leito, com avaliação imediata da contratilidade miocárdica e investigação de outras condições ameaçadoras à vida, como o derrame pericárdico com tamponamento pericárdico.
- *Tomografia de tórax*: exame que permite avaliar com maior definição as possíveis lesões de costelas, vias aéreas e parênquima pulmonar, além das estruturas do mediastino. Devido à necessidade de estabilização clínica do paciente para transporte até o tomógrafo, deve-se pesar com cautela os riscos e benefícios de sua realização, além da escolha do melhor momento para o transporte. O maior benefício se encontra na suspeita de doenças graves com achados inespecíficos ao exame clínico e radiografia de tórax, como no tromboembolismo pulmonar e na dissecção aórtica.

Conclusão

A proteção das vias aéreas e a garantia de boa ventilação no período pós-RCE são fundamentais para o manejo clínico do paciente após uma PCR. É essencial adotar medidas que previnam a hipóxia, evitando também a hipercapnia e a hiperóxia. Nos casos em que um dispositivo de via aérea definitiva for necessário, a atenção deve ser redobrada para garantir sua patência após os esforços de ressuscitação. Exame clínico, capnografia, gasometria arterial e radiografia de tórax são suficientes para o diagnóstico da maioria das complicações. A ultrassonografia do tórax é uma estratégia promissora para uso na sala de emergência, enquanto a tomografia de tórax, apesar de sua superior resolução diagnóstica, tem como principal desvantagem a necessidade de remoção do paciente da sala de emergência, devendo ser realizada em casos selecionados.

Referências

1. Callaway CW, Donnino MW, Fink EL, Geocadin RG, Golan E, Kern KB, et al. Part 8: post-cardiac arrest care: 2015 American Heart Association Guidelines Update for Cardiopulmonary Resuscitation and Emergency Cardiovascular Care. Circulation. 2015;132(Suppl 2):S469.
2. Nolan JP. Section 5 of the European Resuscitation Council Guidelines for Resuscitation 2015. European Resuscitation Council and European Society of Intensive Care Medicine Guidelines for Post--resuscitation Care 2015. Resuscitation. 2015;95:202-22.
3. Gonzalez MM, Timerman S, Gianotto-Oliveira R, Polastri TF, Canesin MF, Lage SG, et al. Sociedade Brasileira de Cardiologia. I Diretriz de Ressuscitação Cardiopulmonar e Cuidados Cardiovasculares de Emergência da Sociedade Brasileira de Cardiologia. Arq Bras Cardiol. 2013;101(2 Supl 3):1-221.
4. Bellomo R, Bailey M, Eastwood GM, et al. Arterial hyperoxia and in-hospital mortality after resuscitation from cardiac arrest. Crit Care. 2011;15:R90.
5. Kilgannon JH, Jones AE, Parrillo JE, et al. Relationship between supranormal oxygen tension and outcome after resuscitation from cardiac arrest. Circulation. 2011;123:2717-57.
6. Pilcher J, Weatherall M, Shirtcliffe P, Bellomo R, Young P, Beasley R. The effect of hyperoxia following cardiac arrest – a systematic review and meta-analysis of animal trials. Resuscitation. 2012;83:417-22.
7. Wang CH, Chang WT, Huang CH, et al. The effect of hyperoxia on survival following adult cardiac arrest: a systematic review and meta-analysis of observational studies. Resuscitation. 2014;85:1142-8.8. Sutherasan Y, Penuelas O, Muriel A, Vargas M, Vivar FF, Brunetti I, et al. Management and outcome of mechanically ventilated patients after cardiac arrest. Crit Care. 2015;19:215.

6.4 Suporte Hemodinâmico

Felipe Lourenço Fernandes

A mortalidade precoce após o sucesso da ressuscitação cardiopulmonar (RCP) está relacionada com a causa da parada cardiorrespiratória (PCR), síndrome vasoplégica e desempenho miocárdico após retorno a circulação espontânea (RCE).

Após a ressuscitação, é necessária a avaliação dos parâmetros macro e micro-hemodinâmicos conjuntamente com a reversão da causa que levou a PCR, a fim de que se obtenha melhor perfusão sistêmica e seja atingido o melhor prognóstico possível.

Avaliação hemodinâmica

Pacientes sobreviventes de PCR devem ser monitorizados cuidadosamente, tanto do ponto de vista macro quanto micro-hemodinâmico. A avaliação inicial deve ser feita por meio do exame físico e aferição de ritmo cardíaco, frequência cardíaca, pressão arterial, perfusão periférica, monitorização de índice cardíaco, pressão venosa central, lactato, *gap* de gás carbônico e saturação venosa central. Cada paciente deve ser tratado de forma individualizada, e a terapia guiada por metas pode ser uma maneira eficaz de otimizar o tratamento desse paciente crítico.

Macro-hemodinâmica

Frequência e ritmo cardíaco

O ECG de 12 derivações deve ser obtido imediatamente após retorno à circulação espontânea, e as suas alterações devem ser diagnosticadas e tratadas precocemente. Pacientes com bradicardias importantes e bloqueios atrioventriculares avançados devem ser submetidos à colocação de marca-passo transvenoso. Do mesmo modo, as taquicardias instáveis devem ser cardiovertidas imediatamente. Extremos de frequência cardíaca podem comprometer o débito cardíaco, levando à diminuição da oferta de oxigênio .

Pressão arterial

Durante a PCR, a utilização de adrenalina pode levar a estados de hipertensão arterial importante após o RCE. Em geral, esse estado de hipertensão secundário ao efeito da adrenalina é transitório, ocorrendo enquanto houver atividade da medicação circulante. Após alguns minutos, é comum observar uma queda acentuada na pressão arterial, com frequente necessidade de medicação vasoativa para controle da hipotensão. Para uma melhor avaliação desse parâmetro, sugerimos a instalação precoce de um cateter arterial para verificação mais precisa da pressão arterial. Além disso, a linha arterial permite a coleta de gasometrias arteriais de maneira mais fácil e a avaliação do débito cardíaco por meio monitores minimante invasivos.

Ainda por meio da pressão arterial, também é possível calcular a pressão de pulso proporcional (PPP). Uma PPP menor que 0,25 está relacionada com índice cardíaco menor que 2,2 L/min/m^2.

$$\text{PPP} = \frac{\text{PAs} - PAd}{PAs}$$

Perfusão periférica

O tempo de enchimento capilar é diretamente proporcional à gravidade do quadro. Em um paciente sem uso de medicações vasoativas e sem vasculopatia periférica, a não palpação do pulso pedioso está associada a um índice cardíaco baixo. Dessa forma, a avaliação da perfusão periférica é essencial em todos pacientes graves, pois, através dela, podemos ter uma ideia de débito cardíaco e da perfusão sistêmica.

Pacientes com baixo débito cardíaco podem se apresentar com extremidades frias e tempo de enchimento capilar aumentado.

Pressão venosa central

A análise da pressão venosa jugular pode levar a hipóteses diagnósticas e é essencial durante a monitorização de pacientes críticos, em especial no pós-PCR. A sua elevação pode estar associada à disfunção do ventrículo direito, tromboembolismo pulmonar, tamponamento cardíaco, pneumotórax hipertensivo e hipervolemia. Sua obtenção é extremamente simples, podendo ser estimada clinicamente ou com o uso de um cateter venoso central, inserido em veia jugular ou subclávia.

Índice cardíaco

O débito cardíaco normalmente varia de 4 a 6,5 litros por minuto. Entretanto, alguns fatores podem levar a diminuição do débito cardíaco no contexto de PCR (Tabela 6.4.1). A mensuração do débito cardíaco pode ser realizada de maneira invasiva pela passagem de um cateter de artéria pulmonar (cateter de Swan-Ganz), de maneira minimamente invasiva (Vigilance®, EV1000®, LiDCO®, PiCCO$_2$®, entre outros) ou de forma não invasiva, pelo ecocardiograma (calculando o VTI e a área da via de saída do ventrículo esquerdo).

Tabela 6.4.1. Principais causas de diminuição do débito cardíaco após PCR

- Etiologia da PCR: isquemia, miocardite, miocardiopatia dilatada
- Miocárdio atordoado após diminuição da perfusão miocárdico durante a PCR
- Miocardiodepressão por medicações da PCR: amiodarona, lidocaína[1]

A diminuição do débito cardíaco está associada a pior prognóstico. A demonstração dessa complicação requer sua rápida correção por meio de ajuste volêmico, uso de inotrópicos e vasopressores, além de suporte mecânico circulatório, conforme será visto adiante.

Resistência vascular sistêmica

A resistência vascular sistêmica (RVS) é uma medida obtida de maneira indireta e pode sofrer variações importantes em pacientes críticos, logo não deve ser utilizada isoladamente para tomada de decisão. Classicamente, em pacientes com choque cardiogênico, a RVS está aumentada; entretanto, a liberação de interleucinas e mediadores inflamatórios durante períodos prolongados de má perfusão podem levar a um quadro de síndrome vasoplégica e queda importante na RVS.

Pressão de oclusão da artéria pulmonar

Para a obtenção dessa variável, é necessária a passagem de um cateter de artéria pulmonar. Esse parâmetro é a medida indireta da pressão diastólica do ventrículo esquerdo e, portanto, pode ser interpretada como a pré-carga do VE e traduzir a volemia do paciente. Novamente, ela pode ser influenciada por tempo prolongado de parada e alterações da valva mitral.

Micro-hemodinâmica

Lactato

Quanto maior o tempo de parada cardiorrespiratória, maior será o tempo de má perfusão tecidual e, consequentemente, maiores serão os níveis de lactato na circulação. Em uma recente coorte publicada por Wang CH *et al.*, foi demonstrado que o lactato sérico colhido durante a RCP tem boa correlação com o prognóstico. Lactato sérico maior que 9 mmol/L pode ser utilizado para identificar pacientes com menor probabilidade de sobrevivência.[2]

Saturação venosa central

A saturação venosa central, de maneira simplificada, representa a quantidade de oxigênio que "sobrou" após o sangue ter percorrido todo o corpo. Em casos de diminuição da perfusão tecidual, a taxa de extração na periferia é máxima, e, portanto, a saturação venosa central fica diminuída. O objetivo é que a SvO_2 esteja acima de 70%, lembrando que, a SvO_2 pode estar aumentada em pacientes graves com taxa de extração baixa por disfunção mitocondrial (sepse, grande queimado) e, nesses casos isoladamente, não pode ser utilizada como parâmetro de perfusão adequada.

Suporte hemodinâmico

O manejo inicial dos pacientes com choque pós-PCR deve focar no aumento do débito cardíaco e na melhora da perfusão sistêmica. Assim que o tipo de choque for identificado, seu manejo deve ser iniciado imediatamente. Medidas clinicas iniciais envolvem suporte ventilatório, ajuste da volemia com diuréticos ou infusão de cristaloides, uso de medicações vasoativas e, quando necessário, suporte mecânico.

Neste capítulo, iremos focar principalmente na ressuscitação hemodinâmica. Apesar de uma recente metanálise não ter demonstrado redução na mortalidade com o uso de inotrópicos em pacientes com instabilidade hemodinâmica associada a choque cardiogênico ou débito cardíaco reduzido pós-IAM, muitas vezes essa é a única intervenção possível.[3] O principal objetivo da terapia medicamentosa é manter a pressão arterial e o débito cardíaco para que a perfusão tecidual seja adequada. No entanto, esse benefício tem um custo elevado: o aumento do consumo energético miocárdico, o que pode levar a uma deterioração clínica.

Volemia

Provavelmente, um dos parâmetros mais difíceis para avaliar no paciente crítico é a volemia. No paciente pós-PCR, não é diferente. Tanto a hipervolemia quanto a hipovolemia estão associadas a um aumento de complicações; entretanto, manter o paciente euvolêmico é uma tarefa complexa. Em pacientes sedados e sob respiração mecânica controlada, a variação do volume sistólico (VVS) ou deltaPP podem auxiliar na tomada de decisão.

Pacientes com choque cardiogênico pós-reanimação podem necessitar de diurético, pois estes trazem alívio imediato para pacientes com insuficiência cardíaca pelo seu poder venodilatador e, mais posteriormente, pelo seu poder diurético. Entretanto, em pacientes hipotensos com instabilidade hemodinâmica grave, o uso de diurético deve ser postergado.

Muitas vezes, pequenas alíquotas de volume podem ser infundidas na ausência de edema pulmonar franco para avaliação da resposta hemodinâmica diante desse estímulo. Em casos de hipovolemia grave desencadeando choque cardiogênico e PCR, a administração de volume pode ser necessária para melhorar o fluxo sanguíneo na microcirculação. Nesses pacientes, a infusão de cristaloides deve ser monitorada cuidadosamente pelo risco de edema agudo de pulmão e suas consequências desastrosas. O teste de volume deve ser interrompido imediatamente caso haja suspeita de edema agudo de pulmão ou ausência de resposta hemodinamicamente favorável após essas medidas, como o aumento da PVC sem aumento do índice cardíaco.

Vasopressores

Pacientes pós-PCR podem apresentar pressão arterial adequada e não necessitar de vasopressores. Esses pacientes que apresentam melhor prognóstico, devem ser monitorizados de perto e qualquer sinal de instabilidade ou má perfusão (hipotensão arterial, aumento do lactato, queda da saturação venosa central ou extremidades frias) é indicativo de intervenção precoce.

Por outro lado, uma parcela importante dos pacientes apresentará instabilidade hemodinâmica depois do retorno da circulação espontânea, necessitando de vasopressores. Conforme esperado, pacientes que requerem doses mais elevadas de vasopressores têm pior prognóstico. Isso ocorre tanto pelo fato de que pacientes mais graves são os que precisam de doses mais altas de vasopressores, quanto pelo efeito direto dos vasopressores, que aumentam a pós-carga, levando a aumento do trabalho miocárdico e, consequentemente, a um maior consumo de oxigênio pelo miocárdico.[4]

Os principais agentes vasopressores utilizados são noradrenalina, vasopressina, adrenalina e dopamina.

A noradrenalina (norepinefrina) é o principal vasopressor utilizado nos pacientes com hipotensão arterial de modo geral. Não há consenso específico sobre sua utilização nos casos pós-PCR. A noradrenalina promove vasoconstrição potente, com elevação da pressão arterial; entretanto, em doses mais elevadas, ela está associada ao aumento da pós-carga e à diminuição do débito cardíaco, que em um cenário pós-infarto, não é desejável.

A vasopressina age diretamente no vaso levando a vasoconstrição, independentemente de receptores adrenérgicos. Além disso, em baixas doses, ela tem efeito vasodilatador coronariano, o que pode ser uma vantagem teórica nos pacientes pós-PCR com infarto agudo do miocárdico que necessitem de vasopressor. Na prática clínica, muitas vezes utilizamos a vasopressina em associação a noradrenalina para evitar os efeitos deletérios de altas doses de ambas as medicações.

Com efeito vasopressor e inotrópico positivo, a adrenalina tem as duas propriedades necessárias para um paciente com choque cardiogênico pós-infarto. Entretanto, a infusão desse medicamento está frequentemente associada ao aumento da incidência de arritmias e ao aumento do consumo miocárdico de oxigênio, o que limita bastante o seu uso.

Muito utilizada até pouco tempo atrás, a dopamina tem seu efeito inotrópico positivo e vasopressor que varia de acordo com a dose utilizada. Seu uso foi praticamente abandonado nos pacientes com choque cardiogênico nos últimos anos após a publicação comparando noradrenalina e dopamina, em 2010, no *New England Journal of Medicine* por De Backer D *et al.* [5] Nesse estudo com pacientes com choque que necessitavam de vasopressor, cerca de 16% dos pacientes tinha choque cardiogênico (*n* = 280). Apesar do estudo em geral não demonstrar diferença de mortalidade nos dois grupos, no subgrupo de pacientes com choque cardiogênico, em especial, houve aumento da mortalidade com o uso de dopamina.

Inotrópicos

Apesar do uso de terapia medicamentosa com inotrópicos não ter levado a mudança no prognóstico desses pacientes, está é a primeira opção de tratamento em paciente com choque cardiogênico pós-PCR.

Pela sua capacidade de aumentar o índice cardíaco e provocar vasodilatação periférica, com diminuição da pós-carga e otimização do trabalho cardíaco, a dobutamina é o inotrópico mais habitualmente empregado no tratamento do choque cardiogênico. No entanto, o aumento da frequência cardíaca e a maior incidência de arritmias ventriculares elevam o consumo de oxigênio pelo miocárdio, de tal modo que nenhum estudo clínico foi capaz de demonstrar redução na mortalidade desses pacientes.[6] A dobutamina age estimulando os receptores β1 e β2, promovendo aumento do AMP cíclico. Apesar de seu papel principal ser o de promover inotropismo e cronotropismo por meio da ativação dos receptores β1, a dobutamina também pode causar queda da pressão arterial por conta da estimulação dos receptores β2. A dose normalmente utilizada é de 2 a 20 mcg/kg/min. Entretanto, em pacientes que fazem uso de betabloqueadores antes do choque cardiogênico, a dose necessária para se obter o mesmo efeito pode ser maior. Um dos efeitos adversos mais comuns com o uso da dobutamina é a taquicardia exacerbada, que pode agravar o quadro hemodinâmico do paciente. Outro cuidado que deve ser tomado com o uso prolongado de dobutamina em altas doses é a infiltração miocárdica eosinofílica, evento ainda pouco compreendido. Após a reversão do choque cardiogênico, a dobutamina deve ser descontinuada de maneira lenta e gradual, observando-se parâmetros como diurese, saturação venosa central, lactato arterial e função renal.

Outras classes de inotrópicos mais modernas, como milrinone e levosimedana, também não foram capazes de mudar o desfecho do choque cardiogênico pós-IAM, e, portanto, seu uso em pacientes pós-PCR também é alvo de controvérsia [7]

O milrinone é um inibidor seletivo da fosfodiesterase-III que eleva os níveis de AMP cíclico, levando a aumento da infusão de cálcio para dentro do miócito com consequente aumento na força de contração cardíaca. Além disso, o milrinone leva a vasodilatação pulmonar e sistêmica mais importante do que a dobutamina, sem aumentar significativamente a frequência cardíaca. [8] A dose de ataque é atualmente desencorajada devido ao risco de hipotensão grave, principalmente em pacientes com instabilidade hemodinâmica.

Deste modo, os ***guidelines*** da American College of Cardiology Foudation/American Heart Association (AACF/AHA) não recomendam nenhuma medicação vasoativa preferencial para o tratamento do choque cardiogênico pós-PCR.[9] Portanto, a decisão de qual medicação deve ser utilizada é baseada na experiência clínica e na avaliação individualizada dos padrões hemodinâmicos de cada paciente. Um resumo de todas as medicações encontra-se no Tabela 6.4.2.

Suporte mecânico

O suporte circulatório extracorpóreo vem mudando a maneira como tratamos os pacientes críticos, em especial os pacientes com síndromes de baixo débito cardíaco.

Com o avanço tecnológico dos últimos anos, a membrana de oxigenação extracorpórea (ECMO), passou a ser instalada de forma rápida e simples, inclusive à beira do leito. Em casos selecionados, ela tem sido empregada durante a parada cardiorrespiratória (do inglês, *extracorporeal cardiopulmonary resuscitation* – E-CPR) por alguns serviços, apresentando bons resultados. Chen YS *et al.* demonstraram aumento significativo na sobrevida e na alta hospitalar com a implantação de um grupo de ressuscitação que utiliza ECMO, quando comparada com RCP convencional.[10]

Tabela 6.4.2. Medicações vasoativas pós-PCR

Droga	Mecanismo de ação	Dose (mcg/kg/min)	Efeito colateral
Dobutamina	Agonista β1 adrenérgico	2 – 20	Taquicardia, EEVV, hipotensão
Milrinone	Inibidor da fosfodiesterase III	0,375 – 0,75	Hipotensão, arritmia ventricular
Noradrenalina	Agonista β1 fraco e alfa	0,2 – 1	Vasoconstrição, hipóxia tissular
Adrenalina	Agonista alfa, β1 e β2	0,05 – 0,5	Taquicardia
Dopamina	Agonista β1 (inotrópico)	3 – 5	Agranulocitose, taquicardia
	Agonista alfa (vasopressor)	> 5	
Vasopressina	Receptor V_1 do músculo liso vascular	0,2 – 1 (U/min)	Arritmia, gangrena

Existem diversos protocolos institucionais sobre quando iniciar a E-CPR; entretanto, nenhum consenso sobre esse assunto existe ainda. Em geral, não se deve iniciar E-CPR em pacientes encontrados em PCR por não se saber qual o tempo de anóxia ou em pacientes recebendo ressuscitação cardiopulmonar de má qualidade ou por tempo muito prolongado. A Figura 6.4.1 ilustra o fluxograma para aplicação de E-CPR do Hospital de Monza na Itália.

Após a instalação da ECMO durante a PCR o paciente será perfundido pelo sistema extracorpóreo, logo o paciente não precisará receber mais compressões torácicas e será perfundido pelo próprio sistema, que passará a exercer as funções de bomba cardíaca e de troca gasosa.

Mesmo se o paciente retomar a circulação espontânea sem o auxílio de suporte extracorpóreo, ainda assim ele poderá ser necessário no caso de instabilidade hemodinâmica, especialmente no caso de choque cardiogênico, após RCE.

A melhor opção para dar suporte a esse paciente, continua sendo a ECMO com configuração venoarterial (ECMO VA), pois é o único dispositivo com capacidade de promover oxigenação e suporte hemodinâmico, além de ter capacidade de ofertar débito de 6 litros/minuto, ser o mais barato e rapidamente implantável à beira do leito.

O circuito de ECMO é composto por uma bomba centrífuga, um aquecedor e uma membrana de oxigenação. Esse modo de suporte cardíaco e pulmonar pode ser mantido por semanas. Além de suporte no choque cardiogênico pós-infarto do miocárdio e durante a PCR, a ECMO pode ser utilizada como suporte no choque pós-cardiotomia, como ponte para transplante cardíaco, em paciente com insuficiência cardíaca crônica agudizada, miocardite aguda e tromboembolismo pulmonar maciço.

Outros dispositivos como o balão intra-aórtico (BIA), o Impella e o TandemHeart, também podem ser utilizados para dar suporte hemodinâmico ao paciente. Cada um deles com suas vantagens e desvantagens.

Com capacidade de reduzir a pós-carga do ventrículo esquerdo e aumentar a perfusão miocárdica durante a diástole ventricular, o BIA apresenta grande vantagem de estar amplamente disponível nas Unidades de Terapia Intensiva (UTI), além de ser de fácil e rápida inserção. Por outro lado, a capacidade de ofertar um débito cardíaco entre 0,5 e 1 L/min pode ser insuficiente em alguns casos. Além disso, em pacientes com alta densidade de extrassístoles ou taquiarritmias, o desempenho do

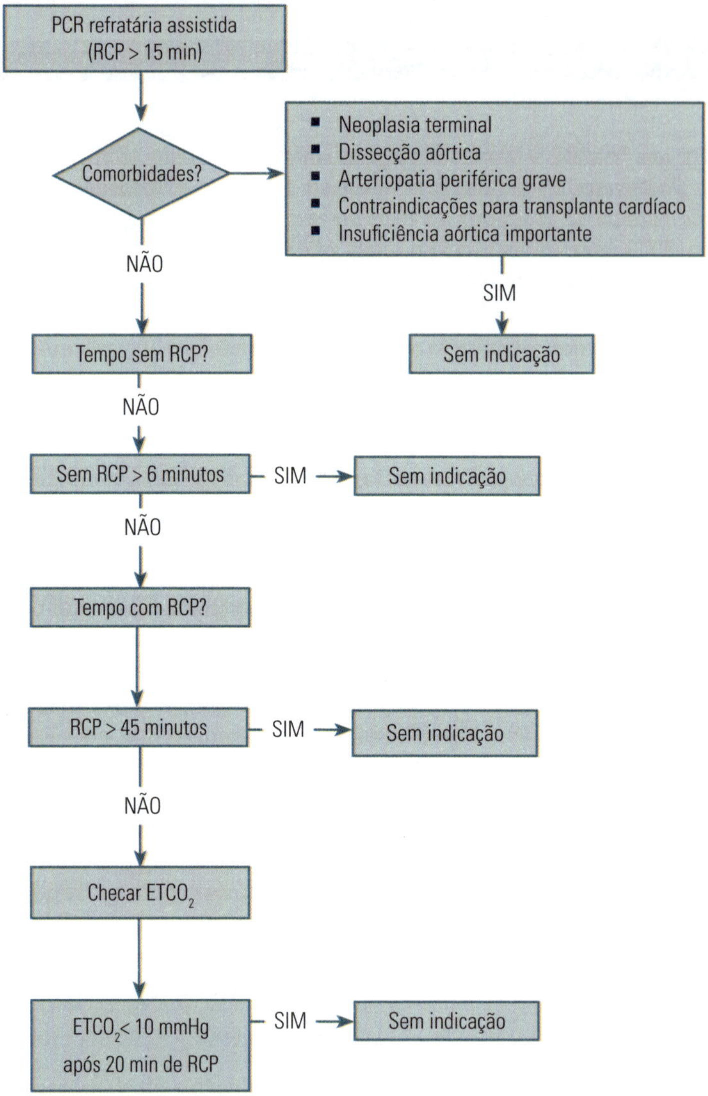

Figura 6.4.1. Fluxograma para aplicação de E-CPR do Hospital de Monza na Itália.

BIA pode ser comprometido. O BIA é o dispositivo de assistência ventricular mais antigo e mais utilizado em todo o mundo. Entretanto, apesar de teoricamente ser quase ideal no tratamento do choque cardiogênico, o maior estudo randomizado para avaliar sua eficácia na redução de mortalidade, o IABP-SHOCK II Trial, não demonstrou benefícios significativos.[11]

Já o Impella e o TandemHeart têm como desvantagens a necessidade de serem implantados em um centro de hemodinâmica e levarem mais tempo para estar funcionando completamente. Esses dois dispositivos também são mais caros, menos disponíveis e não têm capacidade de ofertar oxigênio, o que pode ser um problema nos pacientes pós-reanimação cardiopulmonar.

O TandemHeart™ é um dispositivo de assistência circulatória mecânica capaz de ofertar de 4 a 5 litros de sangue por minuto por meio de uma bomba centrífuga. O sangue oxigenado é aspirado do átrio esquerdo (AE) e devolvido na aorta abdominal ou artéria ilíaca através de canulação da artéria femoral. A cânula do AE é inserida pela veia femoral com punção do septo interatrial. A cânula venosa é de 21-French, e a arterial, de 17-French. O aumento do débito cardíaco é superior ao adquirido com o uso do BIA (aumento do débito cardíaco e da pressão arterial média, diminuição da pressão venosa central, da pressão de oclusão de artéria pulmonar e do trabalho cardíaco). Os principais riscos envolvidos com o uso desse dispositivo são isquemia de membros inferiores, tamponamento cardíaco e deslocamento acidental da cânula do átrio esquerdo para o átrio direito, o que configura uma situação grave.

O Impella apresenta dois modelos diferentes: o Impella 2.5 e o Impella 5.0. A diferença entre ambos, está principalmente no débito sanguíneo que cada um deles proporciona ao ser implantado, o primeiro com débito de 2,5 L/min e o segundo 5,0 L/min. O dispositivo é posicionado entre a aorta ascendente e o ventrículo esquerdo, passando pela valva aórtica. O sangue é aspirado do ventrículo esquerdo por um cateter de *pigtail* e injetado na aorta ascendente. Assim como com o TandemHeart, o Impella também aumenta o débito cardíaco, aumenta a pressão arterial média e diminui a pressão de oclusão da artéria pulmonar, além de levar a queda do lactato em 48 horas. Os maiores riscos envolvidos com a utilização do Impella são isquemia de membros inferiores e deslocamento do dispositivo para fora do ventrículo esquerdo. Além disso, a hemólise é outro evento comum com a utilização do Impella, de tal modo que este evento deve ser monitorizado através da dosagem sérica de 24 hemoglobina, CPK, bilirrubina e DHL. Outra limitação importante é sua utilização em pacientes com estenose aórtica, insuficiência aórtica ou prótese aórtica mecânica.

O implante desses dispositivos deve ser idealmente realizado antes do estabelecimento de disfunção de múltiplos órgãos e sistemas (DMOS), pois, nesse estágio, o simples aumento do débito cardíaco parece ser insuficiente para reverter o quadro de inflamação sistêmica e disfunção gerada.

É importante salientar que os dispositivos não devem ser utilizados com o intuito de prolongar o tempo de vida de pacientes sem proposta terapêutica definitiva, pois, desse modo, apenas postergamos o inadiável e trazemos mais sofrimento para pacientes e familiares. A utilização de qualquer um desses dispositivos deve ter como objetivo servir como ponte para a recuperação, para o transplante cardíaco, para o implante de dispositivo de longa permanência, para um novo suporte (ponte para ponte) ou, ainda, para a tomada de decisão nos casos em que não há dados suficientes para definir o melhor curso de ação, como frequentemente ocorre após a RCP.

Conclusão

Pacientes que recuperam a circulação espontânea necessitam de cuidados intensivos e monitorização contínua. Esses pacientes frequentemente apresentam instabilidade hemodinâmica, sendo fundamental tratar a causa subjacente que levou à PCR. Assim, uma avaliação hemodinâmica cuidadosa, com verificação de variáveis clínicas e laboratoriais, deve ser parte rotineira dos cuidados pós-PCR.

Casos de instabilidade hemodinâmica devem ser individualizados e o tratamento com vasopressor, inotrópicos e suporte circulatório pode ser necessário.

O cuidado com o paciente não termina com o retorno da circulação espontânea; pelo contrário, é nesse momento que o cuidado verdadeiramente começa.

Referências

1. Karlis G, Iacovidou N, Lelovas P, et al. Effects of early amiodarone administration during and immediately after cardiopulmonary resuscitation in a swine model. Acta Anaesthesiol Scand. 2014 Jan;58(1):114-22.
2. Wang CH, Huang CH, Chang WT, et al. Monitoring of serum lactate level during cardiopulmonary resuscitation in adulta in-hospital cardiac arrest. Crit Care. 2015;19:344.
3. Unveerzagt S, Wachsmuth L, Hirsch K. Inotropic agents and vasodilator strategies for acute myocardial infarction complicated by cardiogenic shock or low cardiac output syndrome (Review). The Cochrane Library. 2014;1.
4. Valente S, Lazzeri C, Vecchio S. Predictors of in hospital mortality after percutaneous coronary intervention for cardiogenic shock. Int J Cardiol. 2007;114:176-82.
5. De Backer D, Biston P, Devriendt J, et al. Comparsion of dopamine and norepinephrine in the treatment of shock. N Engl J Med. 2010;362:779-89.
6. Samuels LE, Kaufman MS, Thomas MP. Pharmacological criteria for ventricular assist device insertion following postcardiotomy shock: experience with the Abiomed BVS system. J Card Surg. 1999;14:288-93.
7. Mebazaa A, Nieminen MS, Packer M, et al. survive investigators. Levosimedan vs. dobutmaine for patients with acute decompensated heart failure: the Survive randomized trial. JAMA 2007; 297:1883-91.
8. Alousi AA, Johnson DC. Pharmacology of the bipyridines: amrinone and milrinone. Circulation. 1986;73(3 Pt 2):III10-24.
9. O'Gara PT, Kushner FG, Ascheim DD, et al. ACCF/AHA guideline for the management of ST-elevation myocardial infarction: a report of the American College of Cardiology Foudation/American Heeart Association Task Force on Practice Guidelines. J Am Coll Cardiol. 2013;61:e78-140.
10. Chen YS, Lin JW, Yu HY, et al. Cardiopulmonary resuscitation with assisted extracorporeal life support versus conventional cardiopulmonary resuscitation in adults with in-hospital cardiac arrest: an observational study and prospective analysis. Lancet. 2008;372:554-61.
11. Thiele H, Zeymer Uwe, Neumann FJ, et al. Intraaortic balloon support for myocardial infarction with cardiogenic shock. N Engl J Med. 2012;367:1287-96.

6.5 Suporte Neurológico

Daniel Moura

Introdução

A parada cardiorrespiratória (PCR) extra-hospitalar é um evento dramático e com alta mortalidade. Somente uma pequena parcela dos pacientes recuperados de PCR terão uma recuperação sem sequelas neurológicas limitantes.[1]

A sobrevida dos pacientes com PCR está diretamente relacionada ao rápido acesso aos serviços médicos de urgência e emergência, ao início precoce das manobras básicas de ressuscitação cardiopulmonar (RCP), à identificação e desfibrilação rápida dos pacientes em taquicardia ventricular ou fibrilação ventricular e, por fim, às manobras avançadas de RCP.[1]

Desde o ano 2000, as diretrizes da American Heart Association – International Liaison Committee on Resuscitation (AHA-ILCOR) consolidaram esses fatores na forma de quatro elos de uma cadeia de eventos. A otimização dessa cadeia é altamente recomendada como a melhor estratégia para maximizar a chance de sobrevida dos pacientes com PCR.[1]

O aumento do conhecimento da população sobre a identificação de uma PCR e a aplicação das medidas básicas de suporte de vida, associado à maior estruturação dos serviços médicos de urgência e emergência e à maior disponibilidade de desfibriladores automáticos, têm gerado uma diminuição da mortalidade devido a PCR extra-hospitalar. Porém, como consequência, pacientes comatosos recuperados de PCR têm se tornado cada vez mais comuns nas Unidades de Terapia Intensiva (UTIs).[2,3]

A principal causa de morte em pacientes recuperados de parada cardíaca admitidos em UTI é a lesão neurológica, tendo como segunda principal causa a retirada do suporte de vida, sendo esta última conduta baseada em avaliações quanto ao prognóstico neurológico desses pacientes.[2,4]

A descrição da síndrome pós-PCR associada à identificação que a sistematização dos cuidados pós-PCR pode aumentar a chance de sobrevida desse grupo de pacientes, com boa qualidade de vida, motivou a adição, a partir da diretriz da AHA-ILCOR de 2010, de um quinto elo na cadeia de eventos da RCP, elo esse que consiste em cuidados pós-PCR.[1]

Nesse contexto, e sabendo que as lesões neurológicas pós-PCR são os principais definidores, tanto de mortalidade em pacientes recuperados de PCR quanto da sobrevida sem disfunções neurológicas e, consequentemente, da qualidade de vida nessa população, o manejo neurológico é parte fundamental nos cuidados pós-PCR.[1,2,4]

Fisiopatologia da lesão cerebral pós-parada cardiorrespiratória

Diferentemente dos acidentes vasculares encefálicos, a PCR causa lesão cerebral global isquêmica devido, inicialmente, à perda da perfusão cerebral, seguida de hipoperfusão cerebral durante as manobras de RCP, com reperfusão após o retorno da circulação espontânea.[2,5]

A vulnerabilidade do cérebro aos insultos isquêmicos está diretamente relacionada com os estoques cerebrais de oxigênio, glicose e adenosina trifosfato (ATP). Depois de 20 segundos do início da PCR todo o oxigênio cerebral já foi consumido, enquanto os estoques de glicose e ATP são perdidos em cinco minutos, o que levará a uma rápida disfunção das bombas de sódio-potássio ATP dependentes presentes nas barreiras neuronais. Esse processo gera a perda da barreira hematoencefálica, acidose intracelular e edema neuronal. A excitotoxicidade mediada pelo glutamato e o aumento no cálcio intracelular contribuem também para os estágios iniciais da apoptose celular.[2,4,5]

Além disso, a estase sanguínea intracerebral resulta na formação de microtrombos, os quais impedem a reperfusão, por ocasião do retorno da circulação espontânea. A ativação de neutrófilos e lesão endotelial isquêmica também contribuem para a lesão da microvasculatura cerebral.[5]

A intensidade das alterações patológicas cerebrais é diretamente proporcional ao tempo de PCR e a duração das manobras de RCP. Essas alterações patológicas afetam o cérebro de maneira não uniforme, assim como, não são universais e podem ser reversíveis se as manobras de RCP forem iniciadas precocemente.[1,5,6]

Após o início da RCP há um retorno parcial da perfusão cerebral e da oxigenação, significando que citoquinas inflamatórias, espécies reativas de oxigênio, neutrófilos e mediadores inflamatórios também serão carreados para o cérebro, os quais, em última análise, contribuirão para lesões cerebrais secundárias.[5]

Nas fases iniciais após o retorno da circulação espontânea (RCE), os níveis de diversas interleucinas e citocinas pró-inflamatórias aumentam bastante, atingindo seu pico três horas após o retorno da circulação espontânea e indicando uma síndrome de resposta inflamatória sistêmica.[2,4,5]

Com o RCE há perda da autorregularão cerebral, com consequente alterações regionais na perfusão cerebral, de modo que algumas regiões são hipoperfundidas, enquanto outras são hiperperfundidas. A primeira gera morte neuronal pela isquemia, e a segunda gera edema celular e lesão neuronal secundária.[5]

Durante as primeiras horas após o RCE a oxidação da glicose está substancialmente diminuída, havendo um desvio do metabolismo oxidativo em direção a outras fontes de energia: lipídios, glutamina, glutamato, γ ácido aminobutírico (GABA). Há uma gradual recuperação da fosforilação oxidativa com consequente aumento da concentração de ATP, enquanto a peroxidação lipídica diminui, o que pode justificar a piora dos desfechos neurológicos durante a ressuscitação hiperóxica.[2,5]

Nas fases intermediárias após o RCE, o fluxo sanguíneo cerebral continua diminuído. A pressão arterial sistêmica é extremamente dependente dos níveis do cortisol basal. No entanto, como ao longo das primeiras 24 horas após o RCE há diminuição do nível de adrenalina, há uma consequente melhora da perfusão ao nível da microcirculação, decorrente da diminuição da vasoconstrição mediada por catecolaminas.[5]

Na fase de recuperação, os processos fisiopatológicos das fases anteriores podem persistir com eventuais manifestações clínicas tardias de lesões neurológicas. Alterações morfológicas no tecido cerebral atingem seu pico somente após três semanas da PCR. Esses processos podem ser perpetuados e exacerbados pela presença de condições como: disfunção da microcirculação, hipercapnia, hiperóxia, hipertermia, hiperglicemia e convulsões.[5]

Os processos patológicos gerados pela síndrome neurológica de isquemia/reperfusão são mais deletérios em indivíduos idosos, o que possui importante significado em pacientes com múltiplas comorbidades e na morbimortalidade após PCR recuperada. Além disso, esses processos estão diretamente ligados à síndrome de isquemia/reperfusão, que ocorre em todos os tecidos do corpo humano, destacando o fato de que medidas de estabilização sistêmica são essenciais.[2,5]

Consequências clínicas das lesões neurológicas pós-parada cardiorrespiratória

O cérebro é extremante suscetível à isquemia causada pela PCR e aos insultos da síndrome pós-PCR. Como já enfatizado, as diversas regiões cerebrais respondem heterogeneamente, gerando diversos sinais e sintomas neurológicos. Porém, predomina desordens do nível de consciência, que podem se expressar como dificuldade de concentração, euforia, e até mesmo na forma de ***delirium*** e coma.[4]

Os sintomas mais comuns nas primeiras horas e dias pós-PCR incluem convulsões e mioclonias. Nos casos mais graves, o coma pode evoluir para estados vegetativos ou semivegetativos, ou mesmo morte cerebral. No seguimento de longo prazo dos sobreviventes, são vistas alterações da memória, disfunções cognitivas, convulsões de início tardio e paralisia cerebral.[2,4]

Cuidados pós-parada cardiorrespiratória

O grau de disfunção neurológica presente nos sobreviventes de PCR está diretamente ligado à idade do paciente, comorbidades prévias, duração da PCR e cuidados pós-PCR, tendo este último obtido diversos avanços tanto na compreensão dos mecanismos fisiopatológicos quanto no seu manejo.[1,3]

Os cuidados pós-PCR devem começar imediatamente após a RCE, independentemente do cenário ser extra ou intra-hospitalar, e estes devem continuar, no mínimo, até a alta hospitalar.[1,2,6]

Esses cuidados requerem equipes multidisciplinares e tratamentos complexos. Os serviços que fazem uso de protocolos institucionais para o manejo desses pacientes, além de serviços terciários com grande volume de atendimento, são as instituições que oferecem o melhor tratamento a esse grupo de pacientes.[2]

Diversos são os alvos terapêuticos que devem ser atingidos para se obter o cuidado ideal para tratamento e prevenção das complicações neurológicas pós-PCR, todos eles possuem como via final comum o restabelecimento da homeostase. No contexto sistêmico, podemos citar como alvos terapêuticos que impactam na prevenção e no tratamento das lesões neurológicas secundárias a síndrome pós-PCR, os itens: controle da oxigenação e ventilação, otimização hemodinâmica, controle glicêmico e controle da temperatura corporal com eventual hipotermia terapêutica.[3,4]

Além das medidas sistêmicas já mencionadas, existem diversos alvos terapêuticos que atuam essencialmente no cérebro com um papel preponderante na fisiopatologia neurológica da síndrome pós-PCR. A primeira medida, a qual deve ser prontamente tomada no contexto pré-hospitalar é a elevação do decúbito, objetivando diminuir o edema cerebral. No contexto hospitalar, outras medidas específicas devem ser tomadas, vejamos cada uma delas.[1]

Sedação e bloqueio neuromuscular

Os pacientes que não apresentam sinais adequados de despertar após 5-10 minutos do RCE devem ser submetidos à ventilação mecânica. Tanto a sedação como a analgesia devem ser usadas. Sedação e analgesias adequadas diminuem o consumo de oxigênio, a produção de catecolaminas endógenas e, consequentemente, a pressão intracraniana.[3,5]

Não existem estudos que respaldem a preferência por uma medicação sedativa específica; contudo, a maioria dos centros utiliza o propofol. Diversos modelos *in vivo* e *in vitro* de isquemia cerebral demonstraram a eficácia do propofol como agente neuroprotetor.

Calafrios, se presentes, pioram o prognóstico neurológico. Nesse caso, a despeito de uma sedação profunda, bloqueadores neuromusculares devem ser usados sob estreita vigilância de sinais neurológicos e convulsões. Como estas últimas possuem uma relativa alta incidência pós-PCR, é recomendável o uso de monitorização contínua com eletroencefalograma (EEG) enquanto durar o bloqueio neuromuscular.[2,3]

Controle e prevenção de convulsões

Convulsões e mioclonias podem ocorrer em até 40% dos pacientes recuperados de PCR, e ambos aumentam o metabolismo cerebral, o que pode piorar as lesões neurológicas pós-PCR. A rápida identificação de convulsões e mioclonias é essencial. A monitorização frequente, ou mesmo contínua, com EEG é importante, sobretudo nos pacientes comatosos.[3,4]

O tratamento deve ser prontamente instituído podendo ser utilizado para convulsões: fenitoína, benzodiazepínicos, valproato de sódio, propofol ou barbitúricos. O clonazepam é a medicação antimioclônica mais eficaz; porém, valproato de sódio e levetiracetam também podem ser utilizados. Não há evidências que recomendem o uso profilático de anticonvulsivantes.[5]

Medicações neuroprotetoras

Os eventos moleculares responsáveis pela degeneração neurológica pós-PCR ocorrem durante horas e até mesmo dias após o RCE, o que gera inúmeros potenciais alvos terapêuticos, com enfoque na neuroproteção pós-PCR.[5,7,8]

Nas últimas três décadas, diversos pequenos estudos, feitos em modelos animais e *in vitro*, sugeriram possíveis estratégias farmacológicas com potencial papel na neuroproteção pós-PCR; contudo, poucos estudos clínicos foram realizados.[7,8]

Diversos fármacos foram testados: cálcio, antagonistas dos canais de cálcio, antagonistas do receptor N-metil-D-aspartato, inibidores de protease, agonistas gabaminérgicos, coenzima Q10, tiopental, glicocorticoides, diazepam, sulfato de magnésio, nimodipina, lidoflazina, imunossupressores, anestésicos e anticonvulsivantes; porém, nenhum deles foi eficaz em melhorar os desfechos neurológicos.[5,7,8]

Mais recentemente, com base em efeitos neuroprotetores *in vitro* já conhecidos, foram realizados estudos em modelos animais com os gases nobres argônio e xenônio com resultados encorajadores; porém, até o presente momento, não há estudos em seres humanos nesse contexto.[7]

Por ter a propriedade de inibir enzimas produtoras de espécies reativas de oxigênio, o óxido nítrico foi testado em modelos experimentais, os quais sugeriram potencial benefício tanto na função cardíaca quanto nas funções neurológicas, contudo ainda não temos estudos clínicos.[7]

A eritropoietina (EPO) é produzida em diversas regiões do cérebro e, receptores de EPO já foram identificados no córtex cerebral, hipocampo e no cerebelo. A EPO exibe vários efeitos celulares, principalmente efeitos antiapoptose, anti-inflamatório e antioxidante, tendo um papel na cardioproteção e na neuroproteção.[3,5]

Estudos em modelos animais evidenciaram possível efeito da EPO na diminuição de mortalidade pós-isquemia cerebral, assim como melhora da performance da memória.[5]

Dois estudos feitos com seres humanos e comparados, ambos com coortes históricas, sugeriram que a EPO em um deles aumentava a chance de RCE e de alta hospitalar, e no outro, havia uma tendência de diminuição da mortalidade em 30 dias e aumento da chance de completa recuperação neurológica.[3,5]

Há necessidade de estudos randomizados e controlados para avaliar o papel da EPO nos cuidados pós-PCR. Até o momento, não há evidências que recomendem a utilização de EPO para neuroproteção.[5]

Avaliação prognóstica

A identificação precoce de pacientes com prognóstico neurológico ruim é de suma importância para: evitar tratamentos desnecessários, alocar recursos de forma eficiente e fornecer aos familiares informações sobre a condição e as perspectivas do paciente.[9]

A avaliação prognóstica deve ser feita utilizando múltiplos parâmetros, após a exclusão de fatores de confusão, como o uso de sedativos e bloqueadores neuromusculares, hipotermia, hipotensão, alterações metabólicas e respiratórias, além de hipoglicemia.[4,9]

Os parâmetros mais utilizados, e com melhor relação sensibilidade e especificidade, são: avaliação de reflexos oculares, *status* mioclônico, potencial evocado, biomarcadores, EEG e exames de imagem.[9]

A ausência bilateral dos reflexos pupilares e corneais após 72 horas do RCE, a presença de *status* mioclônico iniciado em até 48 horas do RCE, a ausência bilateral do potencial evocado somatossensitivo N20 24 horas após RCE em pacientes sem controle de temperatura ou 72 horas com controle de temperatura, são todos parâmetros que indicam um pior prognóstico neurológico.[9]

Presença do padrão surto-supressão, *status* epiléptico e ausência de reatividade a estímulos externos no EEG após 72 horas do RCE predizem prognóstico neurológico ruim; contudo, eles devem ser usados combinados a outros critérios, uma vez que não há padronização da avaliação desses padrões.[9]

Após a lesão de células da glia e neurônios, marcadores proteicos, como a enolase específica de neurônios (NSE) e S-100B, são liberados na corrente sanguínea. Valores séricos aumentados de ambos, após 48-72 horas do RCE, sugerem um pior prognóstico neurológico.[9]

Esses biomarcadores devem ser usados com cautela e em combinação com outros parâmetros preditores, uma vez que ainda não há padronização das técnicas de medição nem um valor limite sem resposta falso-positiva.[9]

Os exames de imagem, especificamente a tomografia computadorizada e a ressonância magnética, não devem ser utilizados isoladamente na avaliação prognóstica desses pacientes, uma vez que ainda não há padronização dos parâmetros avaliados por esses métodos. Entre os parâmetros, destacam-se: a redução da relação entre a substância cinza e a substância branca 24 horas após o RCE, observada na tomografia, e a redução da difusão cerebral dois a cinco dias após o RCE, observada na ressonância.[9]

Para melhor guiar essa avaliação prognóstica, o European Resuscitation Council e a European Society of Intensive Care Medicine desenvolveram um algoritmo que hierarquiza e facilita essa avaliação (Figura 6.5.1).[9]

A avaliação prognóstica dos pacientes recuperados de PCR intra-hospitalar é um desafio ainda maior, devido principalmente as múltiplas comorbidades desse grupo de pacientes.[10]

Recentemente, foi desenvolvido o Good Outcome Following Attempted Resuscitation Score (GO-FAR), com o objetivo de predizer a probabilidade de sobreviver a uma PCR intra-hospitalar sem sequelas neurológicas, se valendo apenas de variáveis clínicas, obtendo uma acurácia de 78%. Os métodos previamente descritos possuem acurácia inferior ao escore GO-FAR (Tabela 6.5.1).[10]

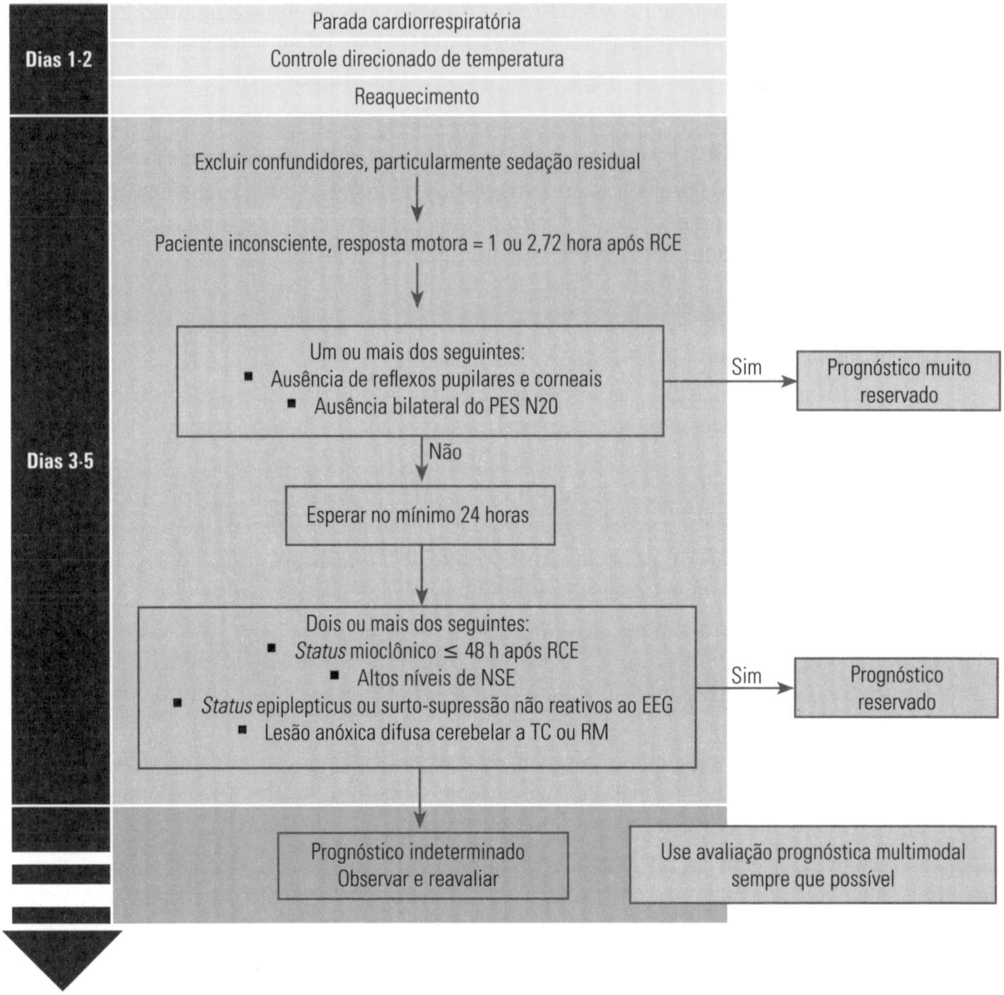

Figura 6.5.1. Algoritmo de avaliação prognóstica de pacientes recuperados de PCR. Adaptada de: Sandroni C, Cariou A, Cavallaro F, Cronberg T, Friberg H, Hoedemaekers C, et al. Prognostication in comatose survivors of cardiac arrest: an advisory statement from the European Resuscitation Council and the European Society of Intensive Care Medicine. Resuscitation [Internet]. European Resuscitation Council, American Heart Association, Inc., and International Liaison Committee on Resuscitation. Published by Elsevier Ireland Ltd; 2014;85(12):1779-89.

Tabela 6.5.1. Achados clínicos e exames complementares de avaliação neurológica no pós-PCR

Variável	Odds-ratio	Escore GO-FAR
Déficit neurológico mínimo ou ausente à admissão	0,22	–15
Grande trauma	2,80	10
AVC agudo	2,18	8
Câncer hematológico ou metastático	2,15	7
Sepse	2,07	7
Diagnóstico médico não cardíaco	1,94	7
Insuficiência hepática	1,88	6
Institucionalizado	1,82	6
Hipotensão ou hipoperfusão	1,67	5
Insuficiência renal ou diálise	1,49	4
Insuficiência respiratória	1,43	4
Pneumonia	1,12	1
Idade		
70-74	1,25	2
75-79	1,73	5
80-84	1,89	6
≥ 85	2,96	11

Muito baixa probabilidade de sobrevivência (< 1%): 24 ou mais pontos.
Baixa probabilidade de sobrevivência (1-3%): 14 a 23 pontos.
Moderada probabilidade de sobrevivência (3-15%): –5 a 13 pontos.
Alta probabilidade de sobrevivência (> 15%): –15 a –6 pontos.
Adaptada de Ebell MH, Jang W, Shen Y, Geocadin RG. Development and validation of the good outcome following attempted resuscitation (GO-FAR) score to predict neurologically intact survival after in-hospital cardiopulmonary resuscitation. JAMA Intern Med [Internet]. 2013;173(20):1872.

Conclusão

Os avanços na RCP impactaram positivamente na redução da mortalidade pós-PCR. Nos últimos anos, o enfoque tem se voltado cada vez mais para os cuidados dos pacientes recuperados de PCR. O controle da temperatura corporal e a atenção à homeostase sistêmica foram os principais avanços nos últimos 10 anos; contudo, as complicações neurológicas continuam sendo determinantes nos desfechos negativos relacionados com a sobrevida e a qualidade de vida.

O tratamento desses pacientes é essencialmente de suporte, envolvendo múltiplas metas fisiológicas e sendo capaz de diminuir significativamente o risco de sequelas neurológicas graves e irreversíveis.

Há necessidade de mais estudos que esclareçam melhor a complexa fisiopatologia da síndrome pós-PCR, assim como, há necessidade do desenvolvimento de novas terapias eficazes para o tratamento desses pacientes.

Referências

1. Travers AH, Rea TD, Bobrow BJ, Bobrow BJ, Edelson DP, Edelson DP, et al. Part 4: CPR Overview: 2010 American Heart Association Guidelines for Cardiopulmonary Resuscitation and Emergency Cardiovascular Care. Circulation [Internet]. 2010;122(18 Suppl 3):S676-84.
2. Neumar RW, Nolan JP, Adrie C, Aibiki M, Berg RA, Bottiger BW, et al. Post-Cardiac arrest syndrome: epidemiology, pathophysiology, treatment, and prognostication a consensus statement from the International Liaison Committee on Resuscitation (American Heart Association, Australian and New Zealand Council on Resuscitation, European Resuscitation Council, Heart and Stroke Foundation of Canada, InterAmerican Heart Foundation, Resuscitation Council of Asia, and the Resuscitation Council of Southern Africa); the American Heart Association Emergency Cardiovascular Care Committee; the Council on Cardiovascular Surgery and Anesthesia; the Council on Cardiopulmonary, Perioperative, and Critical Care; the Council on Clinical Cardiology; and the Stroke Council. Circulation [Internet]. 2008;118(23):2452-83.
3. Dell'anna AM, Scolletta S, Donadello K, Taccone FS. Early neuroprotection after cardiac arrest. Curr Opin Crit Care [Internet]. 2014;20(3):250-8.
4. Geri G, Mongardon N, Daviaud F, Empana J-P, Dumas F, Cariou A. Neurological consequences of cardiac arrest: where do we stand? Ann Fr Anesth Reanim [Internet]. Elsevier Masson SAS. 2014;33(2):98-101.
5. Chalkias A, Xanthos T. Post-cardiac arrest brain injury: pathophysiology and treatment. J Neurol Sci [Internet]. Elsevier BV. 2012;315(1-2):1-8.
6. Morrison LJ, Deakin CD, Morley PT, Callaway CW, Kerber RE, Kronick SL, et al. Part 8: advanced life support: 2010 International Consensus on Cardiopulmonary Resuscitation and Emergency Cardiovascular Care Science with Treatment Recommendations. Circulation [Internet]. 2010;122(16 Suppl 2):S345-421.
7. Mangus DB, Huang L, Applegate PM, Gatling JW, Zhang J, Applegate RL. A systematic review of neuroprotective strategies after cardiac arrest: from bench to bedside (Part I – Protection via specific pathways). Med Gas Res [Internet]. 2014;4(1):9.
8. Huang L, Applegate PM, Gatling JW, Mangus DB, Zhang J, Applegate RL. A systematic review of neuroprotective strategies after cardiac arrest: from bench to bedside (Part II-comprehensive protection). Med Gas Res [Internet]. 2014;4(1):10.
9. Sandroni C, Cariou A, Cavallaro F, Cronberg T, Friberg H, Hoedemaekers C, et al. Prognostication in comatose survivors of cardiac arrest: an advisory statement from the European Resuscitation Council and the European Society of Intensive Care Medicine. Resuscitation [Internet]. European Resuscitation Council, American Heart Association, Inc., and International Liaison Committee on Resuscitation. Published by Elsevier Ireland Ltd; 2014;85(12):1779-89.
10. Ebell MH, Jang W, Shen Y, Geocadin RG. Development and validation of the good outcome following attempted resuscitation (GO-FAR) score to predict neurologically intact survival after in-hospital cardiopulmonary resuscitation. JAMA Intern Med [Internet]. 2013;173(20):1872.

6.6 Controle Glicêmico e Hidroeletrolítico

Aline Gehlen Ferrari • Fernando Reis Menezes

Introdução

A parada cardiorrespiratória (PCR) desencadeia uma cascata de alterações metabólicas e eletrolíticas devido a perda súbita do débito cardíaco (DC) e conversão do metabolismo aeróbio para o anaeróbio. Os distúrbios hidroeletrolíticos e da glicemia iniciam-se segundos após a piora do DC e durante a fase imediata da hipoperfusão tecidual, sendo sua magnitude influenciada por componentes do atendimento durante as manobras de ressuscitação e no pós-PCR, como drogas, ventilação, oxigenioterapia e nutrição.[1]

Após o retorno da circulação espontânea, o organismo encontra-se em estado fisiológico anormal devido ao longo período de isquemia e repercussões induzidas pela reperfusão. Os processos metabólicos nesse cenário, apesar de importantes em manter a estabilidade, podem exacerbar a injúria pós-reperfusão. O manejo clínico dessa condição afeta diretamente a sobrevida e o prognóstico a longo prazo.[1]

A terapêutica dessa complexa constelação de processos patológicos consiste em atenuar a continuidade da lesão microvascular além da disfunção celular cardíaca e cerebral, sendo baseada principalmente em estudos realizados em modelos animais e em dados observacionais.[1]

Neste capítulo, iremos discutir modalidades e estratégias terapêuticas relacionadas com o manejo do desarranjo metabólico pós-PCR, focando principalmente nos distúrbios ácido-básicos, lactato sérico, glicose e eletrólitos (potássio, cálcio e magnésio).

Distúrbios ácido-básicos

A acidose é a principal cause de morte celular após um insulto isquêmico, decorrente de baixo fluxo sanguíneo para áreas metabolicamente ativas.

A resposta celular em situações de acidemia não controlada inclui perda de função intracelular, acúmulo de lactato e estresse exacerbado sob o retículo endoplasmático, levando à morte celular. A acidose é comum no pós-PCR, podendo ser metabólica exclusiva ou associada a acidose respiratória. A acidose metabólica ocorre devido ao acúmulo de íons H^+, dióxido de carbono (CO_2), lactato e ânions imensuráveis.[1]

A acidose respiratória não é tão frequente quanto a metabólica, estando associada especificamente com o manejo ventilatório durante a ressuscitação. Estudos observacionais em pacientes adultos demonstram que tanto a hipocapnia quanto a hipercapnia estão associadas a piores desfechos neurológicos, além de maior mortalidade, principalmente em populações pediátricas.[1]

Em contraponto, em estudo observacional com 16.542 pacientes, a hipocapnia teve elevada taxa de mortalidade e a hipercapnia demonstrou taxa idêntica a normocapnia, com maior probabilidade de alta hospitalar no período estudado, reforçando uma abordagem mais conservadora no manejo ventilatório, evitando principalmente a hiperventilação.[2]

A acidose metabólica é um biomarcador da duração da PCR e/ou presença de choque cardiogênico, sendo relacionado com níveis séricos de lactato. No intuito de compreender melhor a contribuição do lactato na acidose pós-PCR, um time de investigadores conduziu um estudo prospectivo observacional com 105 pacientes pós-PCR, nos quais eram mensurados gasometria, sódio, magnésio, cálcio iônico, magnésio, cloro, lactato, albumina e fosfato. Esses dados foram correlacionados com uma população de 28 pacientes admitidos no mesmo hospital com traumas leves, classificada como controle. Os pacientes pós-PCR tinham acidose severa (excesso de bases −19,1 *versus* −1,5; $p < 0{,}0001$) quando comparados com o grupo controle. Além disso, mostraram níveis de fósforo, potássio e lactato mais elevados, com maior ânion *gap* e *Strong Ion Gap* (SIG), evidenciando a multifatoriedade da acidose.[3]

A temperatura do paciente no período pós-PCR também pode influenciar o pH. Temperaturas mais elevadas reduzem o pH enquanto a hipotermia terapêutica o eleva. Em pequenos estudos randomizados, pacientes pós-PCR com pH mais elevado apresentaram prognóstico neurológico favorável em seis meses. Diversos outros estudos analisaram o pH como marcador prognóstico de forma univariada. Contudo, quando ajustado para variáveis como severidade da doença, excesso de bases, níveis glicêmicos, temperatura e bicarbonato, o valor isolado do pH não se manteve associado de forma independente à mortalidade. Não há dados robustos sobre o manejo da acidose pós-PCR com bicarbonato ou ventilação mecânica no que diz respeito aos desfechos clínicos. No entanto, sabe-se que a hipocapnia nessa população está associada ao hipofluxo cerebral; logo, é prudente que o clínico evite intervenções não testadas. [1]

Lactato sérico

O lactato é um metabólito fisiológico produzido durantes o estresse glicolítico induzido por catecolaminas ou glicólise anaeróbica. Sob condições normais, existe um ciclo contínuo de produção e metabolismo do lactato. A hiperlactatemia ocorre quando a produção excede o metabolismo ou disfunção orgânica. A acidose láctica é definida como o aumento do lactato sérico acompanhado de acidemia, atribuída no pós-PCR principalmente à isquemia tecidual derivada da hipoperfusão/hipoxemia. Contudo, também pode ser resultado de uma liberação maciça de catecolaminas, gerando glicólise acelerada. Embora o retorno à circulação espontânea auxilie na restauração dos processos celulares dependentes de energia, a disrupção microvascular, associada à disfunção mitocondrial e hipoperfusão regional, provoca lesões nos tecidos, influenciando os níveis de lactato e os desfechos clínicos.[1]

Em estudo retrospectivo observacional em dois centros, níveis elevados de lactato, quando associados a necessidade de vasopressor em pacientes pós-PCR, correlacionaram-se com maior mortalidade intra-hospitalar.[4]

Níveis normais ou mesmo baixos de lactato parecem estar associados a melhor sobrevida, enquanto hiperlactatemia inicial e persistente por 48 horas após o retorno da circulação espontânea, parecem estar associados com desfechos desfavoráveis.[1]

Não só níveis iniciais, mas o *clearance* de lactato também pode determinar o prognóstico. Em estudo de Donnino, em 2007, avaliou-se a mortalidade em 24 horas de 79 pacientes pós-PCR de acordo com os níveis de lactato. Em análise multivariada demonstrou-se que um *clearance* de lactato em 12 horas após admissão hospitalar estava associado a menor mortalidade em 24 horas ($p < 0{,}05$). [5]

Apesar da acidose láctica ser comumente tratada com hiperventilação e uso intravenoso de bicarbonato, inexiste evidência que suporte esse tipo de terapia. Além disso, a hipocapnia é comprovadamente associada a piores desfechos neurológicos.[1] Com base nesses estudos, a American Heart Association (AHA) em 2015 orientou que deve-se manter a normocapnia para pacientes pós-PCR (entre 35 e 45 mmHg $PaCO_2$), sendo a hipercapnia permissiva tolerada em condições especiais, como pacientes com lesão pulmonar aguda ou pressões elevadas em vias aéreas.[6]

Controle glicêmico

Em indivíduos saudáveis, a euglicemia é mantida por mecanismos autorregulatórios hormonais, neurais e hepáticos. Sabe-se que a hiperglicemia após a ressuscitação cardiopulmonar é bastante comum e alterações na homeostase glicêmica em pacientes críticos e pós-PCR vêm sendo estudadas há muito tempo.

Os níveis ideais de glicemia no período pós-PCR não estão bem estabelecidos. Mesmo em pacientes críticos, existem controvérsias sobre as metas para controle glicêmico devido ao fato de que um controle muito rigoroso está associado a mais episódios de hipoglicemia, também potencialmente prejudiciais.

Vários estudos observacionais relacionaram níveis de glicemia e desfechos nas últimas décadas. O estudo baseado no registro do Korean Hypothermia Network mostrou associação da glicemia na admissão com desfechos em 883 pacientes submetidos a hipotermia terapêutica pós-PCR.[7] A glicemia média foi significativamente menor no grupo dos sobreviventes (241,2 ± 117 *versus* 271,8 ± 136,8 mg/dL; p = 0,001) e no grupo com desfecho neurológico favorável (230,4 ± 90 *versus* 262,8 ± 136,8 mg/dL; p < 0,001). Além disso, observou-se que pacientes que tiveram melhores desfechos neurológicos, apresentaram menores taxas de hipoglicemia durante a hipotermia terapêutica.[7]

Müllner *et al*. avaliaram um grupo de 145 pacientes não diabéticos, sobreviventes de PCR, em fibrilação ventricular (FV), que tiveram a glicemia medida na admissão e nas 6, 12 e 24 horas após o evento. Nessa análise, maiores níveis de glicemia na admissão e maior média de glicemia nas primeiras 24 horas pós-PCR foram associados a piores desfechos neurológicos (p = 0,06).[8]

Em um subestudo com 234 pacientes submetidos *à* hipotermia moderada pós-PCR, Losert *et al*. demonstraram associação entre glicemia e desfecho neurológico, mesmo após análise ajustada. Foram avaliados valores de glicemia subdivididos em quartis levando em consideração a glicemia de 12 horas após o evento: QI 100 (67–115 mg/dL), QII 130 (116–143 mg/dL), QIII 162 (144–193 mg/dL) e QIV 265 (194–464 mg/dL). Quanto maior o valor da glicemia, piores foram os desfechos neurológicos (64% *versus* 75% *versus* 29 *versus* 18%, respectivamente, p < 0,001) e a mortalidade (78% *versus* 76% *versus* 42% *versus* 31%, respectivamente, p < 0,001).[9]

A análise do National Registry of Cardiopulmonary Resuscitation norte-americano, com 17.800 pacientes que sofreram PCR intra-hospitalar, avaliou 3.218 eventos. Maiores níveis de glicemia foram observados em pacientes diabéticos (mediana de 226 *versus* 176 mg/dL nos pacientes não diabéticos), que também apresentaram menor sobrevida (45,5% *versus* 41,7%; p = 0,037). Os pacientes não diabéticos com glicemia máxima entre 111–170 mg/dL apresentaram os melhores desfechos em termos de sobrevida, enquanto os diabéticos com glicemia mínima acima de 240 mg/dL apresentaram os piores desfechos.[10]

Esses dados sugerem que a glicemia pode ser um marcador de insulto isquêmico após uma PCR. Entretanto, a estratégia de controle glicêmico ideal no período pós-PCR ainda não está bem estabelecida.

Oksanen *et al*. desenvolveram um estudo prospectivo e randomizado realizado em dois centros avaliando o controle glicêmico rigoroso (CGR: alvo 72–108 mg/dL) em comparação ao controle glicêmico moderado (CGM: 108–144 mg/dL) em pacientes reanimados de PCR em FV em ambiente extra-hospitalar e tratados com hipotermia terapêutica.[11] Ambos os grupos receberam infusão de insulina. No grupo CGR, 71% das medidas de glicemia estavam dentro do alvo, contra 44% no grupo CGM. A glicemia média foi de 90 mg/dL no grupo CGR e 115,2 mg/dL no grupo CGM. Episódios de hipoglicemia foram mais frequentes no grupo CGR 18% *versus* 2%, $p = 0{,}008$). A mortalidade em 30 dias foi similar nos dois grupos (33% no grupo CGR e 35% no grupo CGM; $p = 0{,}846$), mostrando que não houve benefício do controle glicêmico rigoroso.[11]

Sunde *et al.* publicaram os resultados da implementação de um protocolo de atendimento pós-PCR que incluía, entre outras estratégias, uma glicemia alvo de 90–144 mg/dL. Foram demonstradas melhores taxas de sobrevida no grupo intervenção quando comparado com o controle (26% *versus* 56%, OR 3,61, CI 1,66 – 7,84, $p = 0{,}001$). Entretanto, não é possível avaliar a contribuição do controle glicêmico isoladamente para o resultado, já que mais pacientes do grupo intervenção receberam tratamento coronariano percutâneo e hipotermia terapêutica (estratégias que faziam parte do protocolo em questão).[12]

A revisão sistemática de 2015 do ILCOR ALS Task Force demonstrou que não há evidência de que estratégias para atingir uma meta específica de glicemia tenha melhorado desfechos pós-PCR.[13]

Com base nesses achados, a AHA postula em suas recomendações que o benefício de estratégias com alvos específicos para o manejo glicêmico nos pacientes que retornaram à circulação espontânea pós-PCR é incerto e que, portanto, não existem evidências para adotar medidas diferentes daquelas já utilizadas em pacientes críticos.[6]

Potássio

A hipocalemia ocorre em 30%-50% dos pacientes pós-PCR, provavelmente como consequência da reversão da acidose com soluções de bicarbonato e hiperventilação, levando ao influxo de potássio para o intracelular.[1]

O estímulo beta2 da adrenalina intravenosa infundida contribui para a hipocalemia nesses pacientes. A hipocalemia também pode ocorrer durante a hipotermia terapêutica (32-34°C). Os investigadores do estudo *Targeted Temperature Management 33°C versus 36°C after Out-of-Hospital Cardiac Arrest* (TTM) demonstraram um maior número de pacientes com hipocalemia no grupo alocado para o protocolo de 33°C (86 *versus* 60 pacientes, $p = 0{,}018$). [14]

As consequências eletrofisiológicas da hipocalemia são bem conhecidas, sendo o valor abaixo de 2,5 mEq/L associado a intervalo QT prolongado e taquicardia ventricular durante o resfriamento. Outros estudos não tiveram êxito em correlacionar níveis menores do que 3,5 mEq/L com desfechos clínicos. A AHA recomenda a manutenção de níveis acima de 3,5 mEq/L, enquanto as diretrizes europeias de ressuscitação sugerem um potássio entre 4 e 4,5 mEq/L.[1] Por outro lado, um estudo observacional de 98 pacientes pós-PCR, níveis de potássio entre 4,2 a 5,8 mEq/L foram associados a mortalidade duas vezes maior do que aqueles que se mantiveram entre 4 e 4,2 mEq/L.[15]

Magnésio

Depois do potássio, o magnésio é o cátion intracelular mais abundante, com papel fundamental na homeostase cardiovascular. É um cofator da bomba Na^+-K^+ ATPase, auxiliando na manutenção do potencial de membrana; prolongando o tempo de condução atrioventricular, prevenindo arritmias, além de estar envolvido na regulação do tônus vasomotor. Tem um papel fundamental como cofator em mais de 300 reações enzimáticas envolvendo metabolismo energético e síntese de ácidos nucleicos. Também está envolvido em uma série de outros processos, incluindo: ligação a receptores hormonais, contração muscular, atividade neuronal e liberação de neurotransmissores. Em muitas das suas ações funciona como um antagonista fisiológico do cálcio.[16]

Distúrbios do magnésio são relativamente comuns durante e logo após uma PCR e estão associados a pior prognóstico. Postula-se que a administração de magnésio tem potenciais efeitos benéficos durante a PCR devido a suas propriedades antiarrítmicas e de bloqueio de canais de cálcio, levando a uma vasodilatação que pode melhorar o fluxo sanguíneo durante a reperfusão e evitar a sobrecarga intracelular de cálcio que ocorre após a reperfusão.[17] Por outro lado, se essa rápida vasodilatação após a infusão for importante, baixando a pressão diastólica na aorta e a pressão de perfusão coronariana, poderia inclusive reduzir as taxas de sucesso na reanimação.

Uma metanálise recente avaliou terapias antiarrítmicas (incluindo amiodarona, lidocaína, magnésio e outros bloqueadores de canais de potássio) nos desfechos de PCR.[18] Foram incluídos quatro estudos clínicos randomizados avaliando a administração de magnésio, com um total de 437 pacientes tratados com magnésio ou placebo durante a reanimação. A administração de magnésio não melhorou as taxas de retorno à circulação espontânea nem a sobrevida até a alta hospitalar.

Atualmente, a AHA não recomenda o uso rotineiro de magnésio durante a ressuscitação e não faz menção ao uso no período pós-PCR.[19] Entretanto, é prudente monitorar e corrigir a magnesemia para níveis normais, especialmente em casos de administração de sulfato de magnésio em taquicardia ventricular ou supraventricular associada a hipomagnesemia, Torsades de Pointes e intoxicação digitálica.

Cálcio

O cálcio é um cátion com predomínio extracelular com papel crucial no processo de contração miocárdica. A injúria isquêmica acaba levando a acúmulo de cálcio intracelular e depleção do cálcio extracelular, tornando a hipocalcemia bastante comum no período pós-PCR.

Os potenciais efeitos maléficos da sobrecarga de cálcio já foram demonstrados, incluindo ativação de proteases e fosfolipases que rompem as membranas celulares e organelas intracelulares. Por esse motivo, a administração de cálcio de forma rotineira deve ser evitada, a menos que haja evidência de intoxicação por bloqueadores de canais de cálcio ou hipocalcemia comprovada.[1]

Referências

1. Bellomo R, Märtensson J, Eastwood GM. Metabolic and electrolyte disturbance after cardiac arrest: how to deal with it. Best Pract Res Clin Anaesthesiol. 2015;29:471-84.
2. Roberts BW, Kilgannon JH, Chansky ME, Mittal N, Wooden J, Trzeciak S. Association between postresuscitation partial pressure of arterial carbon dioxide and neurological outcome in patients with post-cardiac arrest syndrome. Circulation. 2013;127:2107-13.
3. Makino J, Uchino S, Morimatsu H, Bellomo R. A quantitative analysis of the acidosis of cardiac arrest: a prospective observational study. Crit Care. 2005;9:R357-62.
4. Cocchi MN, Miller J, Hunziker S, et al. The association of lactate and vasopressor need for mortality prediction in survivors of cardiac arrest. Minerva Anestesiol. 2011;77:1063-71.
5. Donnino MW, Miller J, Goyal N, et al. Effective lactate clearance is associated with improved outcome in post-cardiac arrest patients. Resuscitation. 2007;75:229-34.

6. Callaway CW, Donnino MW, Fink EL, et al. Part 8: post-cardiac arrest care: 2015 American Heart Association Guidelines Update for Cardiopulmonary Resuscitation and Emergency Cardiovascular Care. Circulation. 2015;132:S465-82.
7. Kim SH, Choi SP, Park KN, et al. Association of blood glucose at admission with outcomes in patients treated with therapeutic hypothermia after cardiac arrest. Am J Emerg Med. 2014;32:900-4.
8. Müllner M, Sterz F, Binder M, Schreiber W, Deimel A, Laggner AN. Blood glucose concentration after cardiopulmonary resuscitation influences functional neurological recovery in human cardiac arrest survivors. J Cereb Blood Flow Metab. 1997;17:430-36.
9. Losert H, Sterz F, Roine RO, et al. Strict normoglycaemic blood glucose levels in the therapeutic management of patients within 12h after cardiac arrest might not be necessary. Resuscitation. 2008;76:214-20.
10. Beiser DG, Carr GE, Edelson DP, Peberdy MA, Hoek TL. Derangements in blood glucose following initial resuscitation from in-hospital cardiac arrest: a report from the national registry of cardiopulmonary resuscitation. Resuscitation. 2009;80:624-30.
11. Oksanen T, Skrifvars MB, Varpula T, et al. Strict versus moderate glucose control after resuscitation from ventricular fibrillation. Intensive Care Med. 2007;33:2093-100.
12. Sunde K, Pytte M, Jacobsen D, et al. Implementation of a standardised treatment protocol for post resuscitation care after out-of-hospital cardiac arrest. Resuscitation. 2007;73:29-39.
13. Donnino MW, Andersen LW, Berg KM, et al. Temperature management after cardiac arrest: an advisory statement by the advanced life support task force of the International Liaison Committee on Resuscitation and the American Heart Association Emergency Cardiovascular Care Committee and the Council on Cardiopulmonary, Critical Care, Perioperative and Resuscitation. Circulation. 2015;132:2448-56.
14. Nielsen N, Wetterslev J, Cronberg T, et al. Targeted temperature management at 33°C versus 36°C after cardiac arrest. N Engl J Med. 2013;369:2197-206.
15. Skrifvars MB, Pettilä V, Rosenberg PH, Castrén M. A multiple logistic regression analysis of in-hospital factors related to survival at six months in patients resuscitated from out-of-hospital ventricular fibrillation. Resuscitation. 2003;59:319-28.
16. Fawcett WJ, Haxby EJ, Male DA. Magnesium: physiology and pharmacology. Br J Anaesth. 1999;83:302-20.
17. Reis AG, Ferreira de Paiva E, Schvartsman C, Zaritsky AL. Magnesium in cardiopulmonary resuscitation: critical review. Resuscitation. 2008;77:21-25.
18. Huang Y, He Q, Yang M, Zhan L. Antiarrhythmia drugs for cardiac arrest: a systemic review and meta-analysis. Crit Care. 2013;17:R173.53.
19. Link MS, Berkow LC, Kudenchuk PJ, et al. Part 7: adult advanced cardiovascular life support: 2015 American Heart Association Guidelines Update for Cardiopulmonary Resuscitation and Emergency Cardiovascular Care. Circulation. 2015;132:S444-64.

CAPÍTULO 7

Identificar e Tratar Síndrome Coronariana Aguda

Talia Dalçóquio • Felipe Gallego Lima

Introdução

Estima-se que a doença arterial coronariana (DAC) seja responsável por 75% das mortes súbitas (MS) ocorrida em adultos (maiores de 35 anos), sendo a principal causa de parada cardiorrespiratória (PCR) no mundo.[1,2,7]

O principal mecanismo envolvido na MS decorrente de síndrome coronariana aguda (SCA) é arrítmico, causado por taquicardia ventricular (TV) e fibrilação ventricular (FV). A PCR associada ao infarto agudo do miocárdio (IAM) também pode resultar da disfunção ventricular aguda quando uma grande área de miocárdio é acometida, levando a edema agudo pulmonar (EAP) e choque cardiogênico, ou ainda a complicações mecânicas do IAM (ruptura de parede livre do ventrículo esquerdo, comunicação interventricular, ruptura de músculo papilar e insuficiência mitral aguda).

O atendimento pré-hospitalar tem papel fundamental no manejo da SCA, já que mais da metade dos pacientes que vão óbito morrem antes mesmo de chegar ao hospital. Não há dúvidas de que a medida com maior impacto na sobrevida de pacientes com PCR e IAM é a desfibrilação elétrica (DE) precoce de arritmias ventriculares. A taxa sobrevida de pacientes com FV decresce de 7% a 10% para cada minuto sem DE. Estima-se que a DE tenha um impacto seis vezes maior do que a administração de trombolíticos no infarto com supradesnivelamento do segmento ST (IAMCSST).[3]

O reconhecimento e o tratamento da SCA pós-ressuscitação devem ser iniciados em conjunto com os cuidados pós-PCR, com o objetivo de reduzir a mortalidade, preservar a função ventricular, prevenir e tratar arritmias e complicações mecânicas decorrentes do IAM.[1]

Avaliação inicial e reconhecimento da síndrome coronariana aguda pós-parada cardiorrespiratória

A avaliação clínica do paciente sob suspeita de SCA deve ser dirigida, avaliando-se, quando possível, as características da dor torácica e a presença de fatores de risco cardiovasculares conhecidos. Deve-se considerar como desconforto torácico sugestivo de isquemia miocárdica: dor torácica (aperto, pressão ou queimação) persistente por mais de 15 a 20 minutos, com irradiação característica para ombros, pescoço, mandíbula, costas ou escápula, geralmente acompanhada de dispneia, tontura, náusea, vômito e sudorese. Em alguns pacientes, principalmente idosos, mulheres e portadores de diabetes melito, é comum a apresentação de SCA com sintomas inespecíficos, como a presença de dor torácica típica.

Apesar do exame físico na SCA ser frequentemente normal, deve-se pesquisar ativamente sinais de complicações, como sopro cardíaco novo, sinais de congestão pulmonar e má perfusão tecidual. Além disso, é importante estar atento aos sinais de diagnósticos diferenciais potencialmente fatais de IAM, como dissecção aórtica, embolia pulmonar, pneumotórax e tamponamento cardíaco.

A realização do eletrocardiograma (ECG) de 12 derivações é uma das prioridades dos cuidados pós-ressuscitação e deve ser obtido o mais precocemente possível, de preferência ainda em ambiente pré-hospitalar.[5] Em registro com quase 300 mil pacientes atendidos por serviço pré-hospitalar, demonstrou-se redução da mortalidade em 6% tanto no IAMCSSST quanto na SCA sem supra de ST (SCASSST), quando o ECG foi realizado antes da admissão hospitalar (Tabela 7.1).[4]

Tabela 7.1. Cuidados nos primeiros 10 minutos pós-RCP[1]

- Garantir monitorização cardíaca contínua e acesso venoso adequado
- Obter sinais vitais e saturação de oxigênio
- Realizar breve histórico e exame físico dirigido
- Obter ECG de 12 derivações
- Amostra de sangue para avaliar marcadores de necrose miocárdica, eletrólitos e coagulação

Estratificação de risco e transferência

O serviço médico de urgência deve ser capacitado para diagnosticar sintomas sugestivos de SCA, realizar o ECG de 12 derivações e classificar o paciente de acordo com a sua probabilidade de DAC (Tabela 7.2 e Figura 7.1).

Tabela 7.2. Avaliação da probabilidade de DAC em ambiente pré-hospitalar

Avaliação da probabilidade de DAC em ambiente pré-hospitalar		Fatores de risco (FR)
Alta	Aterosclerose manifesta* ou Acima de 60 anos ou Mais que dois fatores de risco	▪ Idade avançada** ▪ Tabagismo ▪ Diabetes *mellitus* (DM) ▪ Hipertensão arterial sistêmica (HAS) ▪ História familiar de DAC precoce***
Média	Dois fatores de risco	
Baixa	Até um fator de risco	

*Doença carotídea ou doença arterial periférica.
** Acima de 45 anos para homens e acima de 55 anos para mulheres.
*** Pai ou irmãos com menos de 55 anos ou mãe ou irmãs com menos de 65 anos.

Nos pacientes em que se identifica supradesnivelamento do segmento ST ou bloqueio de ramo esquerdo (BRE) novo ou presumidamente novo, o início rápido da terapia de reperfusão é mandatório. As diretrizes atuais recomendam transferência para um centro com capacidade de realizar intervenção coronariana percutânea (ICP) primária se o transporte puder ser realizado em menos de 120 minutos.[3,5,6] Também se deve dar preferência à transferência imediata (sem iniciar fibrinólise) nos seguintes casos: contraindicação aos fibrinolíticos, apresentação com mais de 12 horas do início dos sintomas, instabilidade hemodinâmica (choque cardiogênico ou insuficiência cardíaca aguda grave) ou realização das manobras de RCP traumática ou prolongada (acima de 10 minutos), que caracteriza contraindicação relativa à terapia fibrinolítica (Tabela 7.3).[3,6,7]

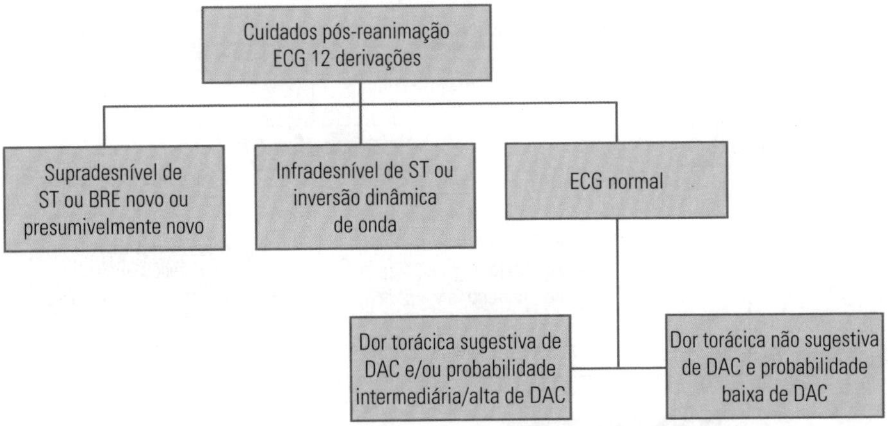

Figura 7.1. Fluxograma para abordagem da síndrome coronariana aguda no pós-PCR.

Tabela 7.3. Características e classificação das síndromes coronarianas agudas

Intervalos de tempo	Ideal
Primeiro contato médico-ECG	10 minutos
Primeiro contato médico-fibrinólise	30 minutos
Primeiro contato médico-ICP	90 minutos
Transferência para ICP primária (se >120 min: dar preferência a fibrinólise)	< 120 minutos
Coronariografia pós-trombólise com sucesso (estratégia farmacoinvasiva)	3-24 horas
Coronariografia pós-ressuscitação em pacientes sem causa identificável da PCR	2 horas

O ECG pós-PCR tem relativa baixa sensibilidade para detectar oclusão coronária aguda e, apesar de grande variação na literatura, evidencia-se uma lesão culpada (com fluxo TIMI menor que 2) na coronariografia em cerca de 30% dos pacientes submetidos a coronariografia pós-PCR.[2] Com isso, apesar de não haver estudos randomizados que suportem o cateterismo de urgência nos pacientes sob suspeita de SCA pós-PCR, a preferência deve ser pela transferência para hospital com capacidade de realizar ICP, quando não houver uma causa não coronariana óbvia para a PCR.

Nesse grupo de pacientes, é conveniente a avaliação inicial na unidade de emergência com exames diagnósticos dirigidos (tomografia de crânio, ecocardiografia, angiotomografia pulmonar etc.), a fim de descartar outras causas possíveis para PCR, como choque, insuficiência respiratória, embolia pulmonar, evento cerebrovascular e intoxicação exógena.[8,9] Na ausência de uma causa não coronariana evidente, o paciente deve ser encaminhado a coronariografia idealmente nas primeiras 2 horas da admissão, ou ainda mais precocemente se instabilidade hemodinâmica e/ou arritmias ventriculares.[2,10]

A ausência de recuperação neurológica pós-PCR não deve contraindicar a realização da coronariografia. A decisão de encaminhar ao exame com intuito de ICP independe da presença de coma (pois a avaliação do prognóstico neurológico é limitada na fase precoce pós-ressuscitação) ou da decisão de induzir hipotermia terapêutica, pois há segurança em realizar os dois procedimentos simultaneamente (Figura 7.2).[1]

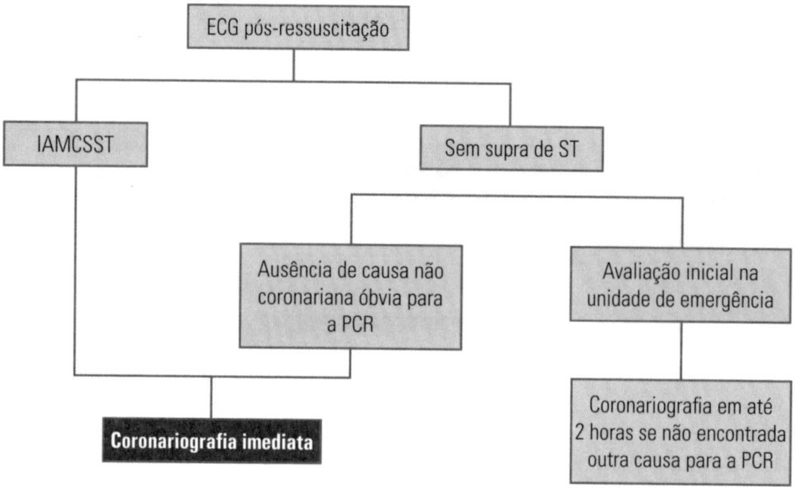

Figura 7.2. Eletrocardiograma demonstrando supradesnivelamento do segmento ST.

Terapias iniciais na síndrome coronariana aguda

As primeiras horas de atendimento do paciente com SCA são crucias para a redução da mortalidade, uma vez que 25% dos óbitos ocorridos por SCA ocorrem nas primeiras 48 horas do atendimento hospitalar e a maioria dos episódios de FV ocorrem nas primeiras 4 horas do início dos sintomas.[2,3] Todo paciente em suspeita de SCA deve permanecer com monitorização contínua dos sinais vitais e ritmo cardíaco e ter acesso venoso disponível e o profissional deve estar preparado para realizar RCP e utilizar o desfibrilador, se necessário.[1]

Suporte de oxigênio

As diretrizes atuais recomendam que a administração de oxigênio deve ser realizada quando a saturação de oxigênio for inferior a 94% e/ou houver sinais de desconforto respiratório, como taquipneia e cianose.[1,3,6] Nos casos de SCA não complicada, em que essas alterações não forem observadas, não se deve ofertar oxigenioterapia suplementar de forma rotineira, uma vez que a hiperóxia pode aumentar a resistência vascular sistêmica, elevar a pressão arterial e reduzir o débito cardíaco e o fluxo coronariano.

Antiplaquetários

Ácido acetilsalicílico

O ácido acetilsalicílico (AAS) deve ser administrado rotineiramente a todos os pacientes com suspeita de SCA, na dose de ataque de 160 a 325 mg, mastigado, no primeiro atendimento (ou até mesmo antes da chegada da ambulância, como automedicação), respeitando-se as contraindicações: alergia documentada previamente, sangramento ativo ou hemorragia gastrintestinal recente.[1,7]

Inibidores do receptor de ADP

A redução de eventos isquêmicos foi demonstrada com a utilização precoce dos inibidores de ADP na SCA. A administração pré-hospitalar de clopidogrel e ticagrelor em pacientes com IAMCSST encaminhados a angioplastia primária não demonstrou melhor patência da artéria culpada na coronariografia, porém houve redução da taxa de trombose de *stent* sem aumento de sangramento. Apesar de críticas ao desenho do estudo em que foi testado o prasugrel pré-hospitalar, seu uso não mostrou benefício em relação à utilização da dose de ataque imediatamente antes da ICP.[9]

Inibidores da glicoproteína GP IIbIIIa

A administração de rotina antes da angioplastia de inibidores da glicoproteína IIbIIIa (p. ex., tirofiban) não é recomendada. Deve-se considerar a utilização de inibidores de glicoproteína IIb/IIIa intravenosos concomitantemente ao AAS e aos inibidores dos receptores de ADP em pacientes com SCA pós-PCR encaminhados à ICP primária, principalmente se houver instabilidade hemodinâmica e hipotermia terapêutica (prejudicando absorção e metabolismo dos antiplaquetários orais) associada a ICPs complexas com elevada carga trombótica.[9]

Anticoagulantes

O uso de antitrombínicos é importante medida adjuvante no tratamento de SCA, e a escolha de qual anticoagulante utilizar vai depender do tipo de terapia de reperfusão a ser empregada e o risco de sangramento do paciente. Há preferência pela enoxaparina ou heparina não fracionada em pacientes que serão submetidos à fibrinólise ou à ICP.[9]

Controle da dor

Nitratos

Administrar até três doses de nitrato sublingual (nitroglicerina 0,4 mg/dose, mononitrato de isossorbida 5 mg/dose ou dinitrato de isossorbida 5 mg/dose) com intervalos de 5 minutos. Além da possível reversão de espasmo coronariano, o uso do nitrato tem benefícios hemodinâmicos, como redução da pré-carga ventricular, com melhora da congestão pulmonar e da hipertensão arterial. O uso de nitrato é contraindicado em caso de pressão arterial sistólica inferior a 90 mm Hg, uso prévio de inibidores da fosfodiestare-5 (p. ex., sildenafil) nas últimas 24 horas e quando houver suspeita de comprometimento do ventrículo direito (VD). Em pacientes com supra de ST de parede inferior, é necessário a realização do ECG com derivações precordiais direitas antes de se utilizar nitrato.

Morfina

A morfina age no controle da dor, reduzindo a ativação do sistema nervoso simpático e, consequentemente, o consumo miocárdico de oxigênio. Além disso, possuiu efeitos hemodinâmicos similares ao nitrato em relação à redução da resistência vascular. Contudo, seu uso deve ser evitado em pacientes dependentes da pré-carga. O uso da morfina na dose de 2 a 8 mg por via IV está em indicada em pacientes quando houver persistência da dor após o uso de nitrato.[3] Há evidências de que a morfina possa prejudicar a absorção e interferir na ação esperada de antiplaquetários.[10] Com isso, o uso da morfina não deve ser rotina no tratamento da SCA, mas sim restrito a pacientes que persistem sintomáticos e que não possuem contraindicação ao seu uso.

Tratamento das arritmias

Cardioversão ou desfibrilação são os tratamentos de escolha para cessar arritmias ventriculares instáveis na SCA. Quando há TV sustentada, sem instabilidade hemodinâmica, a amiodarona é a medicação de eleição. Em pacientes que apresentam recorrência de TV/FV ou com TVs não sustentadas frequentes, pode-se utilizar lidocaína e se considerar repetir a coronariografia. Recomenda a manutenção dos níveis de potássio acima de 4 mEq/L e magnésio acima de 2 mg/dL.[2]

A administração de betabloqueadores na fase inicial da SCA pode prevenir arritmias ventriculares, no entanto, deve-se evitar o uso em pacientes sob risco de evoluir para choque cardiogênico (idosos com hipotensão e/ou taquicardia) e dar preferência ao seu uso por via oral. O uso rotineiro de antiarrítmicos com intenção de prevenir arritmias não é indicado atualmente (Tabela 7.4).[2,3]

Tabela 7.4. Tratamento das arritmias ventriculares na SCA

TV monomórfica sustentada instável	Cardioversão elétrica sincronizada: 100 J/150 J/200 J
TV monomórfica sustentada estável	Amiodarona 150 mg em 10 minutos + dose de manutenção (360 mg/6 h e 540 mg/18 h)
TV refratária	Betabloqueador endovenoso Controle eletrolítico (potássio > 4 mEq/L e magnésio > 2 mg/dL) Considerar balão intra-aórtico e necessidade de nova revascularização

A ocorrência de bradiarritmias e bloqueios cardíacos é mais comumente associada à oclusão da coronária direita ou circunflexa dominante e, geralmente, há resolução do ritmo após a revascularização. O tratamento das bradiarritmias com implante de marca-passo (MP) provisório na SCA deve ocorrer em toda bradicardia sintomática com acometimento hemodinâmico ou persistente após revascularização ou quando evidenciado bloqueios infranodais, como bloqueio atrioventricular (BAV) de segundo grau tipo II ou bloqueio atrioventricular total (BAVT), mesmo que assintomáticos. Além disso, há indicação de implante de MP provisório nos casos de IAM anterior com risco de evolução para BAVT e MS (p. ex., distúrbios de condução intraventricular associado a BAV de primeiro grau) (Tabela 7.5).[2,3]

Tabela 7.5. Indicações de MP provisório na SCA

- Bradicardias sintomáticas não responsivas à atropina
- BAV de segundo grau tipo II
- BAVT
- Bloqueio de ramo alternante
- Bloqueio bifascicular novo
- Arritmia ventricular dependente de bradicardia e TV incessante por mecanismo de reentrada

BAV: bloqueio atrioventricular; BAVT: bloqueio atrioventricular total.

Terapias de reperfusão

Fibrinólise

O benefício do início precoce da terapia fibrinolítica é bem estabelecido no IAMCSST, chegando a quase 50% de redução de mortalidade quando administrado na primeira hora do início dos sintomas, de modo que diversos estudos testaram o início do fibrinolítico em ambiente pré-hospitalar. As diretrizes atuais recomendam a fibrinólise pré-hospitalar quando a expectativa de transferência (primeiro contato médico-balão) for maior que 120 minutos, devendo-se iniciar dentro dos primeiros 30 minutos da avaliação médica.[3,6] Para isso, é importante uma rede de atendimento interligada, com equipe treinada para o diagnóstico e tratamento do IAMCSST e encaminhamento a serviço com disponibilidade de ICP.[5] Quando a opção for por terapia fibrinolítica, a recomendação de anticoagulação é a mesma utilizada na fibrinólise intra-hospitalar, devendo-se dar preferência a tenecteplase em associação a enoxaparina (Tabela 7.6).[3,9]

Tabela 7.6. Medicações: fibrinólise pré-hospitalar no IAMCSST

1. Antiplaquetários	AAS 160 a 325 mg VO + Clopidogrel 300 mg VO (se ≥ 75 anos: 75 mg)
2. Anticoagulante	Enoxaparina 30 mg IV bolus + 1 mg/kg após 15 min (se ≥ 75 anos: sem *bolus* IV)
3. Fibrinolítico	Tenecteplase: ≤ 60kg: 30 mg; > 60 kg e ≤ 70 kg: 35 mg; > 70 kg e ≤ 80 kg: 40 mg; > 80 kg e ≤ 90 kg: 45 mg; > 90 kg: 50 mg (se ≥ 75 anos, utilizar metade da dose)

Apesar da redução de eventos cardiovasculares com a fibrinólise pré-hospitalar em comparação à ICP primária (quando esta não está disponível em menos de 120 minutos) nos pacientes atendidos nas primeiras duas a três horas do início dos sintomas, a sua realização em pacientes que foram submetidos à RCP não é indicada de forma rotineira. Nesse caso, a preferência é pelo transporte para centro com disponibilidade de ICP primária, principalmente se RCP traumática e prolongada (Tabela 7.7).

Tabela 7.7. Contraindicações à terapia fibrinolítica

Absolutas	Relativas
▪ Hemorragia intracraniana prévia ▪ Acidente vascular encefálico (AVC) isquêmico ou traumatismo craniano nos últimos 3 meses ▪ Neoplasia do sistema nervoso central (SNC) ou malformação vascular de SNC ▪ Sangramento ativo ou discrasia sanguínea ▪ Dissecção de aorta	▪ AVC isquêmico há mais de 3 meses ▪ Gravidez ▪ Uso de anticoagulante oral ▪ Sangramento interno recente (último mês) ▪ PA sistólica maior que 180 mm Hg ou diastólica maior que 110 mm Hg ou história de hipertensão arterial crônica não controlada ▪ Punções não compressíveis ▪ RCP traumática e prolongada ▪ Cirurgia de grande porte nas últimas três semanas ▪ Úlcera péptica ativa

Intervenção coronária percutânea e cirurgia de revascularização miocárdica

A opção por revascularização e a escolha da estratégia de tratamento (percutâneo ou cirúrgico) no contexto pós-PCR devem levar em conta não somente as características angiográficas, mas também a relação de causa-efeito da lesão coronariana com a parada cardíaca, presença de instabilidade hemodinâmica e grau de acometimento neurológico pós-PCR.

Em obstruções coronarianas identificadas como "lesões culpadas" a realização da ICP imediata pode reduzir o risco de nova PCR, limitar o tamanho do IAM e levar a melhora hemodinâmica. Em pacientes que evoluem para colapso hemodinâmico e choque cardiogênico o tratamento concomitante de lesões não culpadas deve ser realizado.

Em alguns casos, não se identifica uma lesão culpada pela SCA na angiografia, porém há lesões obstrutivas (> 70% de redução luminal) com aparências angiográficas estáveis. Apesar da relação causa-efeito da coronariopatia com a PCR ser questionável nesses pacientes, não se pode excluí-la, uma vez que alguns mecanismos podem estar envolvidos, como ruptura de placa aterosclerótica com oclusão do vaso seguida de reperfusão espontânea; espasmo coronariano; isquemia miocárdica (aumento de consumo ou redução da oferta de oxigênio ao músculo cardíaco) levando a arritmias ventriculares. A ICP pós-PCR deve ser encorajada nesse cenário, porém, em pacientes comatosos e com estabilidade hemodinâmica, a opção pela revascularização coronária deve ser postergada até reavaliação do quadro neurológico (Tabela 7.8).

Tabela 7.8. Medicações adjuvantes: SCA pós-PCR encaminhados a ICP

1. Antiplaquetários	AAS 160 a 325 mg VO + clopidogrel 600 mg VO ou ticagrelor 180 mg VO (Obs.: considerar associação de inibidor da glicoproteína IIbIIIa após a ICP)
2. Anticoagulante	Enoxaparina 0,5 mg/kg SC ou heparina não fracionada 70-100 UI/kg IV (bolus)

Quando o cateterismo cardíaco revela coronárias normais ou lesões não obstrutivas (< 70% de redução luminal) deve-se considerar outros diagnósticos para PCR. Após exclusão dessas outras causas (p. ex., evento cerebrovascular ou embolia pulmonar), o espasmo coronariano ainda pode ser considerado como etiologia possível da PCR.

Apesar de haver preferência pela ICP na maioria dos casos pós-PCR, a cirurgia de revascularização miocárdica pode ser considerada em pacientes não comatosos e hemodinamicamente estáveis com lesões obstrutivas e anatomia favorável a cirurgia. A decisão pela cirurgia na emergência só deve ocorrer em pacientes instáveis com lesões não passíveis de tratamento percutâneo (p. ex., lesões complexas de tronco de coronária esquerda) e em casos de complicações mecânicas do IAM, nos quais há elevada letalidade (Figura 7.3).

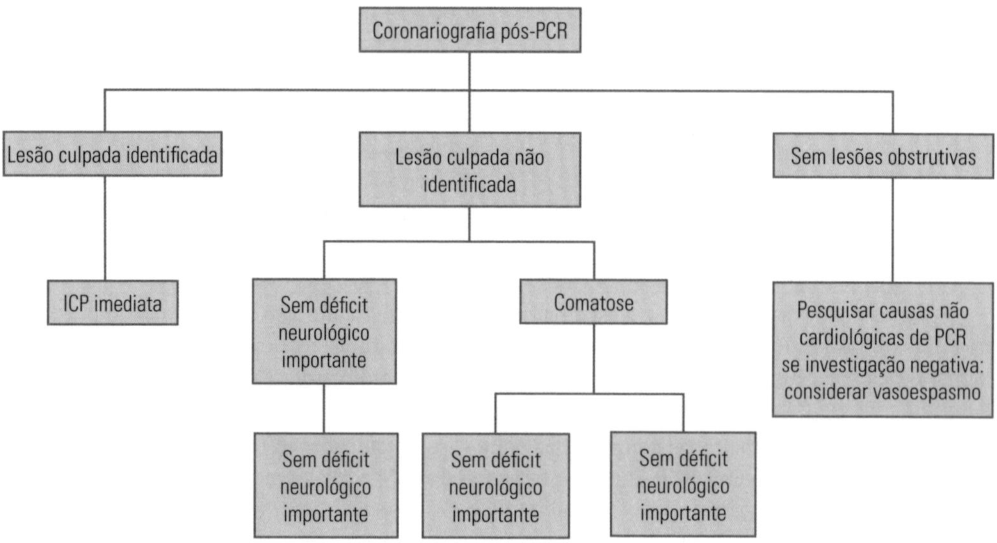

Figura 7.3. Imagem angiográfica de obstrução coronariana e intervenção percutânea.

Referências

1. American Heart Association. Advanced Cardiovascular Life Support Provider Manual. Estados Unidos da América. 2011.
2. Priori SG, Blomström-Lundqvist C, Mazzanti A, Bloma N, Borggrefe M, Camm J, et al. 2015 ESC Guidelines for the management of patients with ventricular arrhythmias and the prevention of sudden cardiac death The Task Force for the Management of Patients with Ventricular Arrhythmias and the Prevention of Sudden Cardiac Death of the European Society of Cardiology (ESC). Eur Heart J. 2015. doi:10.1093/eurheartj/ehv316.
3. Piegas LS, Timerman A, Feitosa GS, Nicolau JC, Mattos LAP, Andrade MD, et al. V Diretriz da Sociedade Brasileira de Cardiologia sobre Tratamento do Infarto Agudo do Miocárdio com Supradesnível do Segmento ST. Arq Bras Cardiol. 2015;105(2):1-105.
4. Quinn T, Johnsen S, Gale CP, Snooks H, McLean S, Woollard M. Effects of prehospital 12-lead ECG on processes of care and mortality in acute coronary syndrome: a linked cohort study from the Myocardial Ischaemia National Audit Project (MINAP). Heart. doi:10.1136/heartjnl-2013-304599
5. Oliveira Jr. MT, Canesin MF, Marcolino MS, Ribeiro ALP, Carvalho ACC, Reddy S, et al. Sociedade Brasileira de Cardiologia. Diretriz de Telecardiologia no Cuidado de Pacientes com Síndrome Coronariana Aguda e Outras Doenças Cardíacas. Arq Bras Cardiol. 2015;104(5 Suppl 1):1-26.
6. O'Gara PT, Kushner FG, Ascheim DD, Casey Jr DE, Chung MK, de Lemos JA, et al. 2013 ACCF/AHA guideline for the management of ST-elevation myocardial infarction: a report of the American College of Cardiology Foundation/American Heart Association Task Force on Practice Guidelines. Circulation. 2013;127:e362-e425.
7. O'Connor RE, Brady W, Brooks SC, Diercks D, Egan J, Ghaemmaghami C, et al. Part 10: acute coronary syndromes: 2010 American Heart Association Guidelines for Cardiopulmonary Resuscitation and Emergency Cardiovascular Care. Circulation. 2010;122(Suppl 3):S787-S817.
8. Noc M, Fajadet J, Lassen JF, Kala P, MacCarthy P, Olivecrona GK, et al. Invasive coronary treatment strategies for out-of-hospital cardiac arrest: a consensus statement from the European association for percutaneous cardiovascular interventions (EAPCI)/stent for life (SFL) groups. Euro Intervention. 2014 May;10(1):31-7. doi: 10.4244/EIJV10I1A7.
9. Beygui F, Castren M, Brunetti ND, Rosell-Ortiz F, Christ M, Zeymer U, et al. Pre-hospital management of patients with chest pain and/ or dyspnoea of cardiac origin. A position paper of the Acute Cardiovascular Care Association (ACCA) of the ESC. Eur Heart J. 2015. DOI 10.1177/2048872615604119.
10. Roffi M, Patrono C, Collet JP, Mueller C, Valgimigli M, Andreotti F, et al. 2015 ESC Guidelines for the management of acute coronary syndromes in patients presenting without persistent ST-segment elevation. Eur Heart J. doi:10.1093/eurheartj/ehv320.

CAPÍTULO 8

Controle Direcionado da Temperatura

Beatriz Santana Watanabe • Giulia Matiusso Zumbano • Hélio Penna Guimarães

Introdução

O processo fisiopatológico que ocorre secundariamente à parada cardiorrespiratória (PCR) com a recuperação da circulação espontânea (RCE) pode resultar na síndrome pós-PCR, caracterizada por lesão cerebral, disfunção miocárdica e reperfusão em resposta à isquemia orgânica. Tanto o dano cerebral quanto a instabilidade cardiovascular são fatores determinantes da sobrevida e do prognóstico após o RCE.

A síndrome pós-PCR é uma condição em que o paciente, após a RCE, apresenta disfunção de múltiplos órgãos por conta da isquemia sofrida durante a PCR. O grau de acometimento depende da causa, da duração da PCR e das comorbidades do paciente, e a duração é um fator importante para um melhor desfecho, uma vez que a cada 1,5 minuto de atraso na RCE, reduz-se em 14% a chance de recuperação do paciente.

Um dos locais que mais sofrem com a hipóxia após a PCR é o sistema nervoso central (SNC), no qual a redução da perfusão cerebral por 5 minutos já é capaz de causar danos cerebrais. Reciprocamente, a encefalopatia hipóxico-isquêmica é a principal causa de mortalidade pós-PCR. Os principais mecanismos envolvidos nos danos neurológicos causados pela hipóxia incluem a depleção dos estoques de adenosina trifosfato intracelulares, associada ao desvio do metabolismo aeróbio para a glicólise anaeróbia, que gera uma acidose intra e extracelular; e a liberação de radicais livres de oxigênio. Tais mecanismos são potencializados pelo aumento da temperatura corporal; dessa forma, a utilização da modelação terapêutica da temperatura (MTT) contribui para melhores desfechos após a PCR, principalmente por seus mecanismos neuroprotetores, uma vez que diminui o consumo de oxigênio, além de limitar a lesão miocárdica e sistêmica. Portanto, a MTT tem um papel importante na redução da síndrome pós-PCR.

Segundo a American Heart Association (AHA) de 2020, é recomendado a realização da MTT em adultos que sofreram PCR extra-hospitalar e não obedecem a comandos após a RCE, independentemente do ritmo inicial. Também deve ser feita em pacientes que sofreram PCR intra-hospitalar com ritmo inicialmente não chocável; e naqueles que não obedecem comandos após a RCE de uma PCR intra-hospitalar com ritmo inicial chocável.

Antigamente, recomendava-se a hipotermia terapêutica, com manutenção da temperatura entre 32° e 34°C, porém novos estudos foram feitos, não evidenciando diferença de desfecho em pacientes tratados com uma temperatura de 33°C e aqueles tratados com temperatura de 37,5°C. Em 2020, no ***guideline*** do Advanced Cardiovascular Life Support (ACLS), dois ensaios clínicos foram mencionados:

1. *Targeted Temperature Management 2 (TTM2):* ensaio clínico randomizado com 1.900 pacientes, comparando a manutenção de uma temperatura de 33°C com a normotermia e tratamento da febre por 28 horas. O estudo não demonstrou diferença nos desfechos primários de melhora do prognóstico neurológico e mortalidade em seis meses. Além disso, foi observada uma maior taxa de arritmia nos pacientes submetidos à hipotermia, o que poderia causar maior comprometimento hemodinâmico.
2. *Capital Chill:* ensaio clínico randomizado com 389 pacientes, comparando temperaturas de 31°C e 34°C por 24 horas. Também não foram identificadas melhorias nos desfechos de mortalidade e prognóstico neurológico com a menor temperatura.

Já o estudo HYPERION, realizado em pacientes com parada cardíaca de ritmo cardíaco não chocável, mostrou aumento de 90 dias na sobrevivência com melhora do desfecho após o controle da temperatura de 33° ***versus*** 37°C. Portanto, a MTT pode ser mais atualmente definida como a manutenção da temperatura corporal do paciente entre 32°C e 37,5°C por pelo menos 24 horas, sendo importante realizar o controle da temperatura hipotérmica, normotérmica e da prevenção de febre. Apesar de existir divergência entre os estudos, o controle da temperatura e tratamento/prevenção da febre continua sendo recomendado pela International Liaison Committee on Resuscitation (ILCOR), mantendo uma temperatura menor que 37,5°C, e evitando temperaturas menores que 32°C. Isso se dá, pois, a prevenção de febre traz menos efeitos adversos e exige menos recursos para ser alcançada do que a hipotermia. Ademais, caso o paciente em coma apresente hipotermia moderada, a ILCOR não recomenda a tentativa de se estabelecer a normotermia.

Um possível motivo para discrepâncias entre estudos é a velocidade na qual se atinge a temperatura alvo. Na maioria dos estudos publicados até o momento, a hipotermia demorou para ser atingida, o que muito provavelmente ocorreu fora da janela terapêutica. Além disso, as comorbidades e as diferentes etiologias da PCR podem influenciar na determinação de ritmos chocáveis ou não chocáveis, o que modifica o prognóstico do paciente e, consequentemente, a necessidade e a resposta à MTT. Alinhado a isso, a ILCOR, a European Society of Intensive Care Medicine (ESICM) e a European Resuscitation Council (ERC) sugerem a possibilidade de manter temperaturas entre 32° e 36,8°C em certos grupos de pacientes, conforme protocolos locais.

É importante destacar que atualmente não se recomenda mais a infusão de fluidos gelados endovenosos para resfriar o paciente após a RCE. Esse procedimento está associado ao aumento da chance de ocorrer edema pulmonar e um risco aumentado de recorrência da PCR.

A duração ideal da MTT ainda possui poucos estudos, havendo discordância entre as literaturas. A AHA 2020 recomenda a manutenção da temperatura corporal por 24 horas, já as diretrizes da ESICM de 2022, da ERC também de 2022 e um documento publicado ***online*** pela ILCOR ALS Task Force em 2023, recomendam a monitorização contínua da temperatura corporal e a prevenção de febre por 72 horas em pacientes que permanecem em coma após a PCR. Além disso, não há consenso bem estabelecido quanto à necessidade de personalizar temperaturas a partir de características do paciente, bem como em que momento essa intervenção deve ser iniciada.

O estudo HYPERION observou benefício do reaquecimento controlado em vez de deixar o paciente passivamente reaquecer sem controle. Portanto, ao terminar as 24 horas da realização da MTT, ou se o paciente apresentar hipotermia durante a MTT, o reaquecimento do paciente deve ser iniciado, mantendo um aumento de 0,25° a 0,5°C por hora. Porém, em casos de trauma grave, sangramento ativo, bradicardia profunda, instabilidade elétrica gerando hipotermia grave, podem se beneficiar de um aquecimento mais rápido até que a instabilidade melhore.

Dessa forma, considerando as divergências na literatura sobre a temperatura ideal na qual o paciente pós-PCR deve ser mantido e os estudos mais recentes sobre o tema, atualmente não se fala mais em controle direcionado da temperatura durante a MTT, mas, sim, na prevenção da hipotermia, com o objetivo de melhorar os desfechos pós-PCR. Mais estudos são necessários para estabelecer as repercussões neurológicas que a hipotermia, a normotermia e a febre têm nesse perfil de paciente.

Bibliografia

Alzaga A, Cerdan M, Varon J. Therapeutic hypothermia. Resuscitation. 2006;70:369-80.

American Heart Association. Part 3: Adult Basic and Advanced Life Support: 2020 American Heart Association Guidelines for Cardiopulmonary Resuscitation and Emergency Cardiovascular Care. Circulation. 2020 Oct;142(16 Suppl 2):S366-S468.

Andrade AHV, Silvestre OM, Nunel Filho ACB, Baruzzi ACA. Atualização terapêutica: hipotermia terapêutica. Disponível em: https://docs.bvsalud.org/biblioref/sms-sp/2011/sms-2812/sms-2812-2117.pdf. Acesso em: 23 de março de 2024.

Bernoche C, Kopel L, Gianetti N, Lage S, Timerman S. Terapia do controle da temperatura pós-parada cardiorrespiratória: introdução. Revista da Sociedade de Cardiologia do Estado de São Paulo. 2016;26(1):27-33. Disponível em: https://docs.bvsalud.org/biblioref/2021/08/429718/03_revistasocesp_v26_01.pdf.

Gonzales MM, Timerman S, Gianotto-Oliveira R, Polastri TF, Canesin MF, Schimidt A, et al. I Diretriz de Ressuscitação Cardiopulmonar e Cuidados Cardiovasculares de Emergência da Sociedade Brasileira de Cardiologia. Arquivos Brasileiros de Cardiologia. 2013;101(2 Supl 3):1-221.

Hachimi-Idrissi S, Van Hamelrijck AV, Michotte A, Smolders I, Sarre S, Ebinger G, et al. Post ischemic hypothermia reduces neurotransmitter release and astroglial cell proliferation during reperfusion after asphyxia cardiac arrest in rats. Brain Research. 2004;1019:217-25.

Holzer M, Bernard SA, Hachimi-Idrissi S, Roine RO, Sterz F, Müllner M, et al. Hypothermia for neuroprotection after cardiac arrest: systematic review and individual patient data meta-analysis. Crit Care Med. 2005;33:414-8.

Kliegel A, Losert H, Sterz F, Kliegel M, Holzer M, Uray T, et al. Cold simple intravenous infusions preceding special endovascular cooling for faster induction of mild hypothermia after cardiac arrest – a feasibility study. Resuscitation. 2005;64(3):347-51.

Laver S, Farrow C, Turner D, Nolan J. Mode of death after admission to an intensive care unit following cardiac arrest. Intensive Care Med. 2004;30:2126-8.

Neumar RW, Otto CW, Link MS, Kronick SL, Shuster M, Callaway CW, et al. Part 8: Adult Advanced Cardiac Life Support. In: 2010 American Heart Association Guidelines for Cardiopulmonary Resuscitation and Emergency Cardiovascular Care. Circulation. 2010;122(Suppl 3):S729-S767.

Neumar RW. Post cardiac arrest syndrome: epidemiologia, fisiopatologia, tratamento e prognóstico. Um documento de consenso do Comitê de Ligação Internacional em Ressuscitação (American Heart Association, Conselho de Ressuscitação da Austrália e Nova Zelândia, Conselho Europeu de Ressuscitação, Fundação de Coração e Derrame do Canadá, Fundação Interamericana do Coração, Conselho de Ressuscitação da Ásia e o Conselho de Ressuscitação do Sul da África); o Comitê de Atendimento Cardiovascular de Emergência da American Heart Association; o Conselho de Cirurgia Cardiovascular e Anestesia; o Conselho de Cardiopulmonar, Perioperatório e Cuidados Críticos; o Conselho de Cardiologia Clínica; e o Conselho de AVC. Circulation. 2008;118(23):2452-83.

Peberdy MA, Callaway CW, Neumar RW, Geocadin RG, Zimmerman JL, Donnino M., et al. Part 9: Post-Cardiac Arrest Care. In: 2010 International Consensus on Cardiopulmonary Resuscitation and Emergency Cardiovascular Care Science with Treatment and Recommendations. Circulation. 2010;122(Suppl 3):S738-S786.

Perman SM, Elmer J, Maciel CB, Uzendu A, May T, Mumma BE, et al. 2023 American Heart Association Focused Update on Adult Advanced Cardiovascular Life Support: an update to the American Heart Association Guidelines for Cardiopulmonary Resuscitation and Emergency Cardiovascular Care. Circulation. 2024;149(5):e254-e273.

Rech TH, Vieira SR. Mild therapeutic hypothermia after cardiac arrest: mechanism of action and protocol development. Revista Brasileira de Terapia Intensiva. 2019;22(2):196-205.

Sandroni C, Natalini D, Nolan JP. Temperature control after cardiac arrest. Crit Care. 2022 Nov;26(1):361.

Sandroni C, Nolan JP, Andersen LW, et al. ERC-ESICM guidelines on temperature control after cardiac arrest in adults. Intensive Care Med. 2022;48:261-9.

Suzuki M, Hatakeyama T, Nakamura R, Saiki T, Kamisasanuki T, Sugiki D, et al. Serum magnesium levels and neurological outcomes in patients undergoing targeted temperature management after cardiac arrest. J Emerg Nursing. 2020;46(1):59-65.

CAPÍTULO 9

Disfunção Ventricular Pós-PCR

Rodrigo Lemos de Almeida Castro • Felipe Gallego Lima

Introdução

Apesar dos avanços da medicina em prevenção e tratamento das doenças cardiovasculares, a parada cardiorrespiratória (PCR) contribui de forma importante como causa de morte, morbidade e onera substancialmente o sistema de saúde em várias partes do mundo. Estima-se que no Brasil[1] ocorram cerca de 200 mil casos de PCR por ano.

Em países desenvolvidos, como Canadá e Estados Unidos (EUA), estima-se que ocorram 350 mil casos por ano, com 50 a 55 casos por 100.000 habitantes com PCR extra-hospitalar e 3 a 6 casos por 1.000 admissões hospitalares com PCR hospitalar.[2] Epidemiologicamente, metade dos casos ocorrem em ambiente extra-hospitalar, com predominância de morte súbita arrítmica, sendo os principais ritmos a fibrilação ventricular (FV) e a taquicardia ventricular (TV) sem pulso; e a outra metade ocorrendo em ambiente hospitalar, em que os principais ritmos identificáveis são ritmos não chocáveis, como assistolia e atividade elétrica sem pulso (AESP), os quais apresentam pior prognóstico.

Ainda que as sociedades médicas nacionais e internacionais tenham criado e divulgado extensamente protocolos para o reconhecimento e o rápido tratamento da afecção, a sobrevida após um episódio de PCR extra-hospitalar continua insatisfatória, com cerca de 70% de óbitos antes da admissão[3] hospitalar e taxa de alta hospitalar ocorrendo em até 6% a 8% desses pacientes.[4]

Definição

O objetivo da ressuscitação cardiorrespiratória (RCP) não deve se limitar ao retorno da circulação espontânea (RCE), mas evitar lesões de órgãos vitais, causadas principalmente por intensa isquemia, seguida de reperfusão, podendo levar a disfunção de múltiplos órgãos. Este quadro, descrito inicialmente por Negovsky[5] em 1972 como doença pós-ressuscitação (do inglês, ***post-resuscitation disease***), foi posteriormente redefinida como síndrome pós-PCR,[6] com o objetivo de evidenciar que o processo de ressuscitação não termina após o RCE.

O acometimento cardiovascular é frequente, sendo a disfunção miocárdica um importante componente da síndrome. Clinicamente, esta se manifesta com aumento de pressões de enchimento, débito e índice cardíacos reduzidos[7] e graus de acometimento variados na função sistólica e diastólica ventricular, geralmente transitórios e com melhora após 48 horas em modelos animais.[8]

Fisiopatologia

A natureza transitória da disfunção miocárdica pós-PCR sugere um mecanismo de atordoamento miocárdico em vez da presença de infarto do miocárdio, apesar da presença de doença coronariana contribuir para a lesão miocárdica.

O miocárdio atordoado, descrito inicialmente por Branwald e Kloner[9] em 1982, é definido como uma disfunção miocárdica reversível, na ausência de uma lesão irreversível, após a restauração do fluxo arterial coronariano para valores normais ou próximos do normal. O acometimento ventricular é global e difuso, podendo acometer tanto o ventrículo esquerdo (VE) quanto o ventrículo direito (VD) e podendo levar tanto a disfunção sistólica quanto a diastólica.

Laurent *et al.*[10] estudaram as características hemodinâmicas e angiográficas de pacientes recuperados de PCR. Aqueles que evoluíram com disfunção ventricular apresentaram maior tempo até o RCE, maior dose de epinefrina utilizada e número de choques administrados (principalmente monofásicos). Além disso, os valores de fração de ejeção (FE) pré-PCR influenciaram os valores de FE pós-PCR e desfecho clínico.[11]

Adicionalmente, como a doença arterial coronariana está frequentemente associada à PCR extra-hospitalar (até 90% dos casos) e a oclusão coronariana está presente em 50% dos casos, a presença de áreas de infarto do miocárdio contribuindo para a disfunção ventricular é comum. Por isso, a isquemia deve ser tratada prontamente com intervenção coronariana.

Após a PCR, o fluxo coronariano declina a zero e, apesar da liberação de catecolaminas, a contração ventricular cessa. Como resultado, ocorre um aumento da permeabilidade microvascular, resultando em edema intersticial, reduzindo ainda mais a difusão de oxigênio (O_2). Além disso, o estresse induzido pela isquemia provoca a liberação de citocinas pró-inflamatórias, levando ao aumento da permeabilidade vascular, à ativação plaquetária e de cascata de coagulação, o que acentua a queda do fluxo coronariano regional.

A acidose intracelular se desenvolve segundos após o início da PCR. Com isso, espécies reativas de O_2 são produzidas e a adenosina trifosfato (ATP) é consumida, o que leva à inativação enzimática e redução das reservas energéticas e antioxidantes miocárdicas. A quebra do ATP e o consequente aumento do fosfato inorgânico, associado à queda do pH decorrente da acidose, levam a uma diminuição da sensibilidade das proteínas contráteis ao cálcio. A consequência dessa cascata é o aumento das pressões de enchimento, aumento da rigidez miocárdica e, consequentemente, redução da força de contração miocárdica.

Métodos diagnósticos

Devido à gravidade do quadro clínico e à frequente apresentação com instabilidade hemodinâmica, é frequente a preferência por métodos diagnósticos que possam avaliar a função ventricular ou quantificar o débito cardíaco à beira do leito.

Nessas condições, o ecodopplercardiograma torna-se o método de escolha, sendo capaz de diagnosticar e quantificar disfunção sistólica e diastólica, avaliar alterações de mobilidade segmentar do VE, avaliar a função do VD, diagnosticar e quantificar disfunções valvares, identificar a presença de derrame pericárdico e estimar a pressão sistólica da artéria pulmonar (PSAP).[12]

Assim, o exame ecocardiográfico é capaz não só de firmar o diagnóstico de disfunção ventricular, mas também é capaz de indicar possíveis causas da PCR, tais como síndrome coronariana aguda (SCA), tromboembolismo pulmonar (TEP), tamponamento pericárdico e, por examinadores experientes, sugerir pneumotórax.[12]

Além disso, o ecodopplercardiograma pode ajudar no manejo hemodinâmico desses pacientes ao estimar o débito cardíaco (DC) pela integral do tempo-velocidade (VTi) aórtica, avaliar fluido-responsividade por meio da variação dos diâmetros das veias cavas superior e inferior, variações do VTi com a infusão de volume ou a manobra de elevação dos membros inferiores e avaliação das pressões de enchimento ventricular pela relação E/e'.[12]

Naqueles pacientes no qual a cineangiocoronariografia de urgência foi optada, é possível realizar a ventriculografia com avaliação de função e contratilidade segmentar do VE, diagnóstico de lesões regurgitantes mitrais, medida direta da pressão diastólica final (Pd2) do VE e medida direta do gradiente transvalvar aórtico. Desse modo, o cateterismo esquerdo é capaz de demonstrar lesões coronarianas que podem ter relação de causalidade com a PCR e diagnosticar alterações estruturais cardíacas que podem piorar o prognóstico do doente.

Outros métodos de imagem, como cintilografia de perfusão miocárdica e ressonância nuclear magnética, apesar de serem capazes de quantificar a função ventricular, não são usados de rotina devido à instabilidade clínica comum a essa síndrome.

Métodos que quantificam o débito cardíaco também podem ser uma alternativa nesses doentes. O cateter de artéria pulmonar (CAP) é capaz de estimar DC e índice cardíaco (IC), pressões de enchimento ventricular, pressão de artéria pulmonar e pressão venosa central. Apesar de não haver dados na literatura que suportem o uso de rotina do CAP em pacientes com disfunção ventricular e choque, o estudo que avaliou o benefício do CAP em pacientes com disfunção ventricular randomizou pacientes que não apresentavam choque circulatório, sendo o uso de inotrópicos, critério de exclusão para o estudo (dobutamina ou dopamina em dose acima de 3 mcg/kg/min).[13] Metanálises que avaliaram o uso do CAP em diferentes situações também falharam em demonstrar benefício clínico.[14] Apesar disso, o CAP deve ser indicado em pacientes selecionados.

Mais recentemente, a incorporação na prática clínica dos monitores de débito cardíaco (EV1000 e Vigileo – Edwards LifeSciences e LiDCO), que, pela curva de pressão arterial (PA) detectada pelo transdutor acoplado a um cateter de PA invasiva (PAi), é capaz de estimar o DC, permitindo o diagnóstico e a otimização terapêutica nesses pacientes.

Manejo clínico

Como o tempo de PCR, a dose de epinefrina e a quantidade de choques utilizados são fatores de risco para o desenvolvimento da disfunção miocárdica, atenção especial deve ser dada ao manejo da PCR, no reconhecimento precoce, ênfase nas compressões torácicas e acesso à desfibrilação o mais rápido possível no caso de ritmos chocáveis.

O manejo pós-PCR deve ser inicialmente direcionado ao reestabelecimento da perfusão orgânica. Alguns autores sugerem utilizar como base o protocolo publicado por Rivers *et al.* para manejo do choque séptico,[15] com otimização da pré-carga, uso de vasopressores e consideração sobre o uso de inotrópicos em caso de evidência de hipoperfusão orgânica a despeito das estratégias anteriores.

Outros autores sugerem que todos os pacientes pós-PCR devem ser submetidos a ecocardiograma como método de triagem, sendo o uso de inotrópico indicado na presença de disfunção ventricular associada a sinais de hipoperfusão periférica.[16] Uma revisão de 2013,[17] com base nesses dados, criou o algoritmo mostrado na Figura 9.1. As medicações e as doses comumente utilizadas encontram-se na Tabela 9.1.

Além disso, em todo paciente pós-PCR, deve-se realizar um eletrocardiograma (ECG) a fim de detectar a presença de isquemia miocárdica ou a presença de alterações que sugiram etiologia de

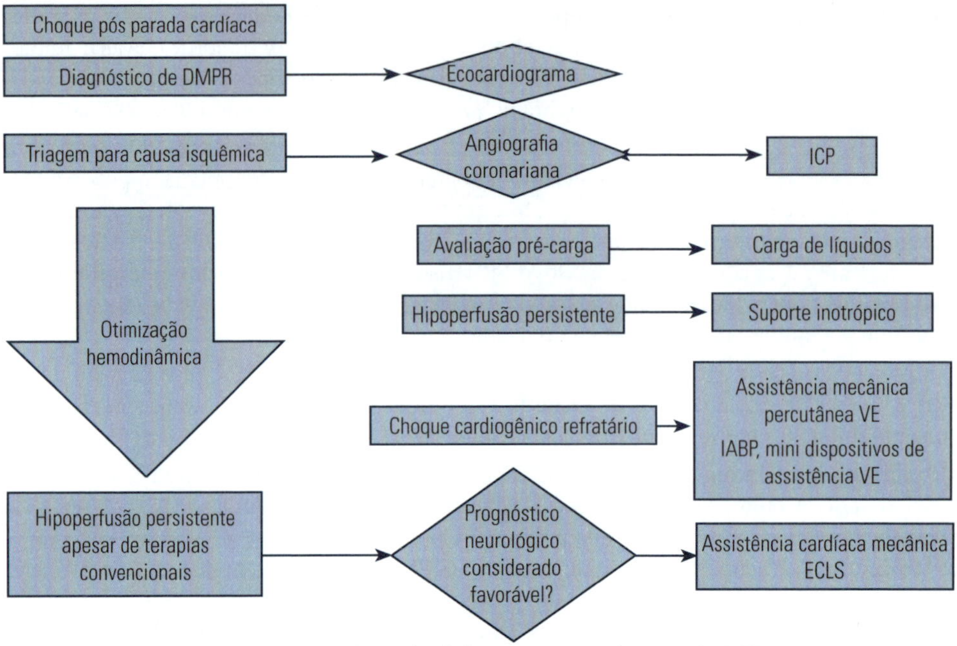

Figura 9.1. Representação esquemática da disfunção ventricular no pós-PCR.
Fonte: Retirada da referência 17.

Tabela 9.1. Parâmetros ecocardiográficos na avaliação da função ventricular

Agente inotrópico	Bolus	Taxa de infusão
Dobutamina	Não	2-20 µg/kg/min (β+)
Dopamina	Não	<3 µg/kg/min: efeito renal (δ+) 3-5 µg/kg/min: inotrópico (β+) >5 µg/kg/min: (β+), vasopressor (α+)
Milrinona	25-75 µg/kg durante 10-20 min (opcional)	0,375-0,75 µg/kg/minuto
Enoximona	0,25-0,75 mg/kg	1,25-7,5 µg/kg/minuto
Levosimendana	12 µg/kg durante 10 min (opcional)	0,1 µg/kg/min, que pode ser diminuída para 0,05 ou aumentada para 0,2 µg/kg/min
Norepinefrina	Não	0,2-10 µg/kg/min
Epinefrina	Bolus: 1 mg pode ser administrado IV durante a ressuscitação, repetida a cada 3-5 minutos	0,05-0,5 µg/kg/min

α+ — agonista alfa-adrenérgico, β+ — agonista beta-adrenérgico, δ+ — agonista dopaminérgico.

Modificado de: Retirada de Braunwald's Heart Disease – a textbook of cardiovascular medicine. 9th ed.

causa arrítmica (QT longo, síndrome de Brugada, displasia arritmogênica de VD, cardiomiopatia hipertrófica etc.). Apesar do uso rotineiro, a sensibilidade do ECG para detectar oclusão coronariana como causa da PCR é insuficiente, mesmo quando associado a dosagem de troponina, não sendo capaz de descartar com segurança a sua ocorrência.

Apesar de haver uma discussão na literatura se a cineangiocoronariografia deve ser feita de rotina após um episódio de PCR, a oclusão coronariana é a causa mais comum de PCR extra-hospitalar, o que motiva alguns autores a considerarem seu uso rotineiro. Dumas *et al.*[18] avaliaram 435 pacientes com PCR sem causa extracardíaca óbvia, tendo constatado 41% de lesões coronarianas consideradas culpadas, tendo sido feito intervenção coronariana percutânea (ICP). Diversos outros estudos encontraram frequências de DAC variando entre 26% e 50% (Figura 9.2).

Considerando que a oclusão coronariana aguda piora a disfunção miocárdica pós-PCR, a cineangiocoronariana deve ser considerada em todo caso de PCR sem causa extracardíaca óbvia. Nas SCAs, o seu diagnóstico e tratamento precoce reduz mortalidade[1920] e, em casos de choque cardiogênico, o tratamento de todas as lesões com estenoses significativas deve ser realizado.[21]

Já é bem estabelecido o efeito neuroprotetor da hipotermia no pós-PCR.[22] Entretanto, novos estudos sugerem que o benefício da hipotermia pode se estender ao miocárdio.[23] Acredita-se que ela pode reduzir o consumo de O_2 e preservar o metabolismo glicídico miocárdico. Apesar de resultados contraditórios na literatura, Montillo *et al.* publicaram uma metanálise demonstrando a

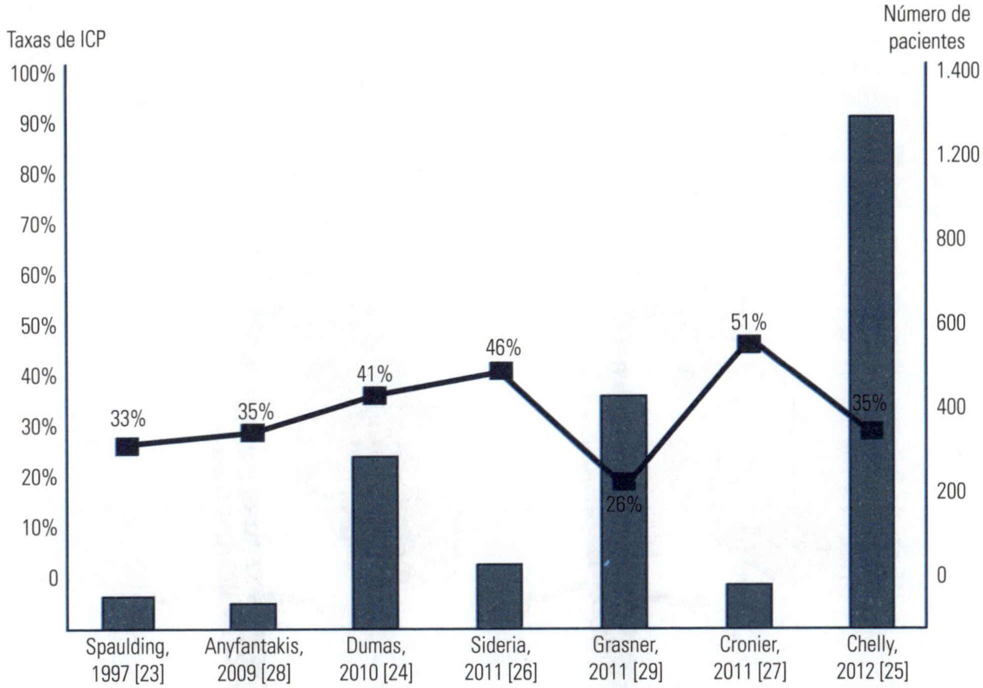

Figura 9.2. Gráfico detalha número de pacientes pós parada cardíaca e a taxa correspondente de intervenções coronarianas em vários estudos recentes comparados com estudo histórioc de Spaulding *et al.*
Retirada da referência 17.

possibilidade de que a hipotermia possa reduzir a área de infarto em pacientes selecionados.[24] Dessa forma, os efeitos protetores da hipotermia terapêutica vão além do seu efeito neuroprotetor e, apesar das divergências na literatura sobre seu real benefício, é seguro afirmar que os dados na literatura são suficiente para não contraindicá-la mesmo em pacientes com instabilidade hemodinâmica.

Em pacientes que evoluem com instabilidade hemodinâmica, a despeito de todas as intervenções retratadas acima, consideração deve ser feita para o uso de dispositivos de assistência ventricular (DAV). Em nosso meio, tanto pela disponibilidade quanto pelo custo e facilidade de implantação à beira do leito; o balão intra-aórtico (BIA) tem papel de destaque (Figura 9.3). A sua insuflação durante a diástole e desinsuflação durante a sístole ventricular promove aumento da perfusão coronariana e redução da pós-carga ventricular, reduzindo a isquemia miocárdica e aumentando o débito cardíaco, em cerca de 0,5 a 1 L/min. Apesar de não ter demonstrado benefício em reduzir desfechos duros em estudos clínicos,[25] verifica-se na prática clínica que a estabilização clínica ocorre em grande parte dos doentes, devendo seu uso ser considerado para ponte para decisão.

Outra opção é o IMPELLA (ABIOMED), um cateter com uma bomba em miniatura de fluxo axial, também implantada percutaneamente (Figura 9.4), geralmente durante o procedimento de ICP. O dispositivo é locado dentro do VE e lançado pelo mesmo cateter na aorta ascendente, com fluxo de 2,5 L/min. Em estudo em pacientes pós-PCR com fatores de risco para evolução para choque, foi feita comparação entre BIA e IMPELLA, sem diferença de desfechos clínicos entre as duas terapêuticas, mas com aumento de sangramento em local de implante com o uso do IMPELLA.[26]

O TandemHeart (CardiacAssist – Figura 9.5) é um dispositivo percutâneo de inserção periférica com uma bomba centrífuga. O acesso venoso é feito pela veia femoral, com progressão da cânula até o átrio esquerdo por transfixação do septo atrial. O acesso arterial é feito por locação da cânula na artéria femoral. O sangue oxigenado é então drenado do átrio esquerdo, desse modo, reduzindo a pré-carga do VE e, portanto, reduzindo pressões de enchimento ventricular, e ejetado na artéria

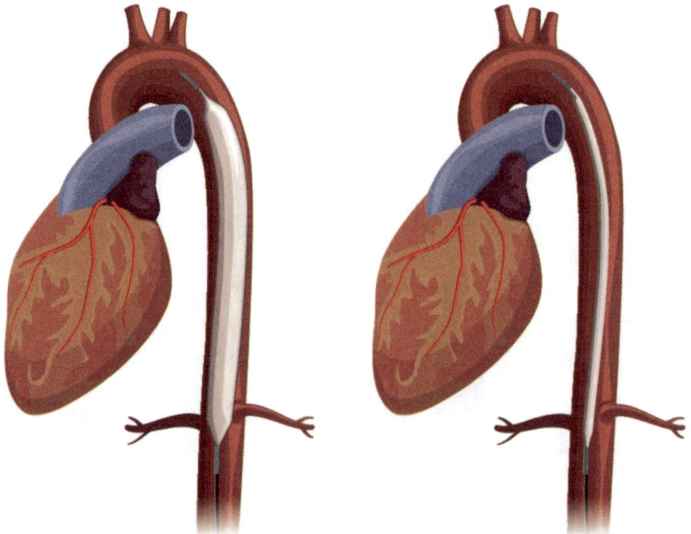

Figura 9.3. balão intra-aórtico (BIA).
Retirada de Khan MH1, Corbett BJ1, Hollenberg SM1. Mechanical circulatory support in acute cardiogenic shock. F1000Prime Rep. 2014 Oct 1;6:91.

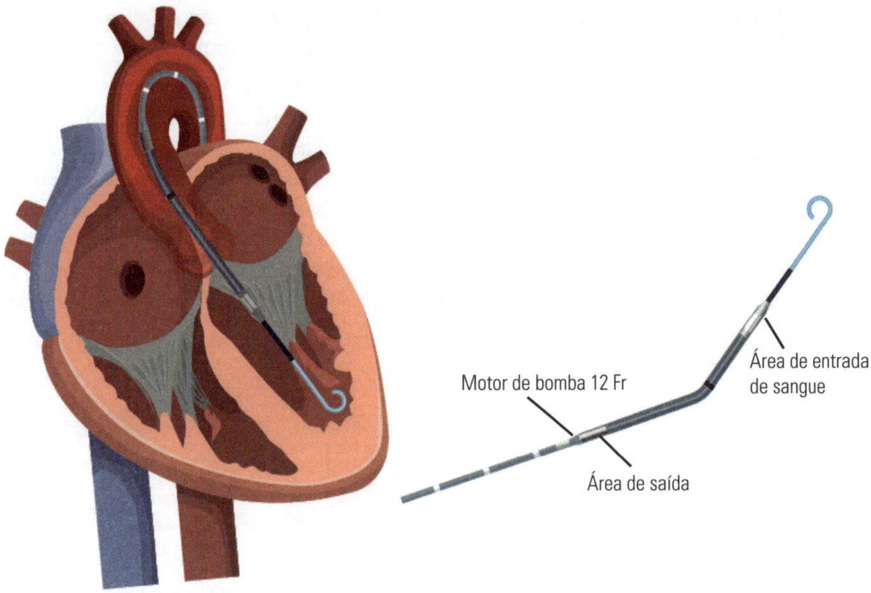

Figura 9.4. IMPELLA (ABIOMED).
Retirada de Khan MH1, Corbett BJ1, Hollenberg SM1. Mechanical circulatory support in acute cardiogenic shock. F1000Prime Rep. 2014 Oct 1;6:91.

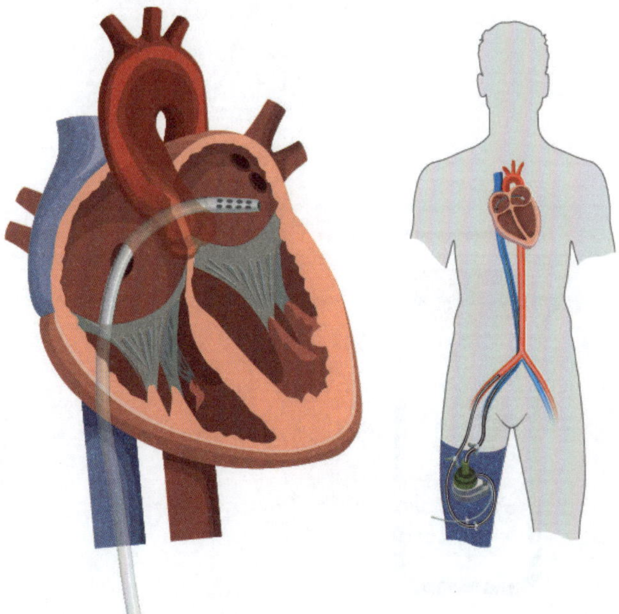

Figura 9.5. TandemHeart (CardiacAssist).
Retirada de Khan MH1, Corbett BJ1, Hollenberg SM1. Mechanical circulatory support in acute cardiogenic shock. F1000Prime Rep. 2014 Oct 1;6:91.

femoral em fluxos de até 4 L/min. Comparado com o BIA foi capaz de um maior aumento de DC e melhora de variáveis hemodinâmicas, mas sem alteração de desfecho clínico.[27]

Recentemente, a membrana de oxigenação extracorpórea (ECMO), na qual o sangue venoso é drenado e oxigenado por um oxigenador e devolvido ao leito arterial por uma bomba centrífuga, vem ganhado atenção especial (Figura 9.6). Seu implante pode ser central ou periférico (artérias e veias femorais), com a desvantagem do aumento da pós-carga do VE com canulação periférica, levando a um aumento da congestão pulmonar. Apesar de maior complexidade de implantação, o objetivo da estabilidade hemodinâmica é alcançado de forma mais consistente devido a possibilidade de suporte com altos fluxos, levando a reversão da disfunção orgânica. Em pacientes com disfunção hemodinâmica grave, seu uso está associado a um ganho de sobrevida de 40%,[28] em um subgrupo de pacientes na qual a mortalidade esperada seria próxima de 100%.

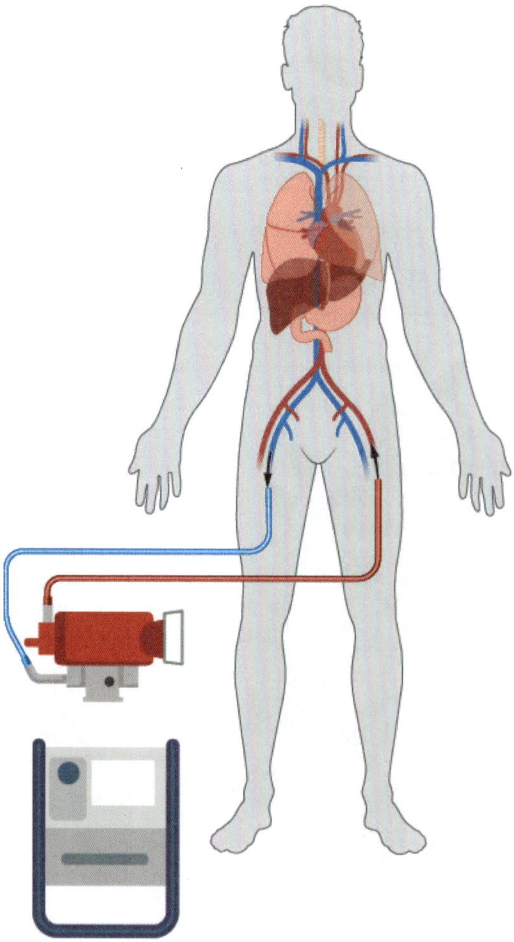

Figura 9.6. Membrana de oxigenação extracorpórea (ECMO).
Retirada de Khan MH1, Corbett BJ1, Hollenberg SM1. Mechanical circulatory support in acute cardiogenic shock. F1000Prime Rep. 2014 Oct 1;6:91.

Conclusão

A disfunção miocárdica pós-PCR é uma complicação comum, transitória e frequentemente fatal na fase pós-ressuscitação da PCR. O cuidado pré-hospitalar deve ser enfatizado, pois tem relação direta com sua ocorrência. Devido à sua reversibilidade, um tratamento agressivo deve ser iniciado, visando à detecção e ao tratamento da isquemia, à estabilização hemodinâmica com inotrópicos, ao uso de hipotermia terapêutica e, naqueles com disfunção hemodinâmica grave, ao uso de dispositivos de dispositivos de assistência ventricular.

Referências

1. Gonzalez MM, Timerman S, Gianotto-Oliveira R, Polastri TF, Canesin MF, Lage SG, et al. Sociedade Brasileira de Cardiologia. I Diretriz de Ressuscitação Cardiopulmonar e Cuidados Cardiovasculares de Emergência da Sociedade Brasileira de Cardiologia. Arq Bras Cardiol. 2013;101(2 Suppl 3):1-221.
2. Travers AH, Rea TD, Bobrow BJ, Edelson DP, Berg RA, Sayre MR, et al. Part 4: CPR overview: 2010 American Heart Association Guidelines for Cardiopulmonary Resuscitation and Emergency Cardiovascular Care. Circulation. 2010 Nov 2;122(18 Suppl 3):S676-84. doi: 10.1161/CIRCULATIONAHA.110.970913.
3. Safar P. Resuscitation from clinical death: pathophysiologic limits and therapeutic potentials. Crit Care Med. 1988;16:923-41.
4. Sasson C, Rogers MAM, Dahl J, Kellermann AL. Predictors of survival from out-of-hospital cardiac arrest: a systematic review and meta-analysis. Circ Cardiovasc Qual Outcomes. 2010;3:63-81.
5. Negovsky VA. The second step in resuscitation: the treatment of the "post-resuscitation disease". Resuscitation. 1972;1:1-7.
6. Neumar RW, Nolan JP, Adrie C, et al. Post-cardiac arrest syndrome: epidemiology, pathophysiology, treatment, and prognostication. A Consensus Statement From the International Liaison Committee on Resuscitation (American Heart Association, Australian and New Zealand Council on Resuscitation, European Resuscitation Council, Heart and Stroke Foundation of Canada, InterAmerican Heart Foundation, Resuscitation Council of Asia, and the Resuscitation Council of Southern Africa); the American Heart Association Emergency Cardiovascular Care Committee; the Council on Cardiovascular Surgery and Anesthesia; the Council on Cardiopulmonary, Perioperative, and Critical Care; the Council on Clinical Cardiology; the Stroke Council. Circulation. 2008;118:2452-83.
7. Cerchiari EL, Safar P, Klein E, et al. Cardiovascular function and neurologic outcome after cardiac arrest in dogs. The cardiovascular postresuscitation syndrome. Resuscitation. 1993;25:9-33.
8. Kern KB, Hilwig RW, Rhee KH, Berg RA. Myocardial dysfunction following resuscitation from cardiac arrest: an example of global myocardial stunning. J Am Coll Cardiol. 1996;28:232-40.
9. Braunwald E, Kloner RA. The stunned myocardium: prolonged, postischemic ventricular dysfunction. Circulation. 1982;66:1146-9.
10. Laurent I, Monchi M, Chiche JD, et al. Reversible myocardial dysfunction in survivors of out-of--hospital cardiac arrest. J Am Coll Cardiol. 2002;40:2110-2116.
11. Gonzalez MM, Berg RA, Nadkarni VM, et al. Left ventricular systolic function and outcome after in--hospital cardiac arrest. Circulation. 2008;117:1864-72.
12. Flato UA, Campos AL, Trindade MR, Guimarães HP, Vieira ML, Brunori F. Intensive care bedside echocardiography: true or a distant dream? Rev Bras Ter Intensiva. 2009 Dec;21(4):437-45.
13. The ESCAPE Investigators and ESCAPE Study Coordinators. Evaluation study of congestive heart failure and pulmonary artery catheterization effectiveness: the ESCAPE trial. JAMA. 2005;294:1625-33.
14. Shah MR, Hasselblad V, Stevenson LW, Binanay C, O'Connor CM, Sopko G, et al. Impact of the pulmonary artery catheter in critically ill patients: meta-analysis of randomized clinical trials. JAMA. 2005 Oct 5;294(13):1664-70.

15. Rivers E, Nguyen B, Havstad S, et al. Early goal-directed therapy in the treatment of severe sepsis and septic shock. N Engl J Med. 2001;345:1368-77.
16. Gaieski DF, Band RA, Abella BS, et al. Early goal-directed hemo- dynamic optimization combined with therapeutic hypothermia in comatose survivors of out-of-hospital cardiac arrest. Resuscitation. 2009;80:418-24.
17. Bougouin W, Cariou A. Management of postcardiac arrest myocardial dysfunction. Curr Opin Crit Care. 2013 Jun;19(3):195-201. doi: 10.1097/MCC.0b013e3283607740.
18. Dumas F, Cariou A, Manzo-Silberman S, et al. Immediate percutaneous coronary intervention is associated with better survival after out-of-hospital cardiac arrest. Clinical perspective insights from the PROCAT (Parisian Region Out of Hospital Cardiac Arrest) Registry. Circ Cardiovasc Interv. 2010;3:200-7.
19. Randomised trial of intravenous streptokinase, oral aspirin, both, or neither among 17,187 cases of suspected acute myocardial infarction: ISIS-2. ISIS-2 (Second International Study of Infarct Survival) Collaborative Group. Lancet. 1988;2(8607):349-60.
20. A clinical trial comparing primary coronary angioplasty with tissue plasminogen activator for acute myocardial infarction. The Global Useof Strategies to Open Occluded Coronary Arteries in Acute Coronary Syndromes (GUSTO IIb) Angioplasty Substudy Investigators. N Engl J Med. 1997;336(23):1621-8.
21. Hochman JS, Sleeper LA, Webb JG, Sanborn TA, White HD, Talley JD, et al. Early revascularization in acute myocardial infarction complicated by cardiogenic shock. SHOCK Investigators. Should We Emergently Revascularize Occluded Coronaries for Cardiogenic Shock. N Engl J Med. 1999;341(9):625-34.
22. The Hypothermia after Cardiac Arrest Study Group. Mild therapeutic hypothermia to improve the neurologic outcome after cardiac arrest. N Engl J Med. 2002;346:549-56.
23. Delhaye C, Mahmoudi M, Waksman R. Hypothermia therapy: neurological and & cardiac benefits. J Am Coll Cardiol. 2012;59:197-210.
24. Mottillo S, Sharma K, Eisenberg MJ. Therapeutic hypothermia in acute myocardial infarction: a systematic review. Can J Cardiol. 2011;27:555-61.
25. Thiele H, Zeymer U, Neumann FJ, Ferenc M, Olbrich HG, Hausleiter J, et al. IABP-SHOCK II Trial Investigators. Intraaortic balloon support for myocardial infarction with cardiogenic shock. N Engl J Med. 2012;367(14):1287-96.
26. Manzo-Silberman S, Fichet J, Mathonnet A, Varenne O, Ricome S, Chaib A, et al. Percutaneous left ventricular assistance in post cardiac arrest shock: comparison of intra aortic blood pump and IMPELLA Recover LP2.5. Resuscitation. 2013 May;84(5):609-15. doi: 10.1016/j.resuscitation.2012.10.001. Epub 2012 Oct 13.
27. Thiele H, Sick P, Boudriot E, Diederich K, Hambrecht R, Niebauer J, et al. Randomized comparison of intra-aortic balloon support with a percutaneous left ventricular assist device in patients with revascularized acute myocardial infarction complicated by cardiogenic shock. Eur Heart J. 2005;26:1276-83.
28. Combes A, Leprince P, Luyt C-E, et al. Outcomes and long-term quality-of-life of patients supported by extracorporeal membrane oxygenation for refractory cardiogenic shock. Crit Care Med. 2008;36:1404-11.

CAPÍTULO 10

Cuidados Pós-Ressuscitação – Visão Integrada da Equipe – Prognóstico Pós-Ressuscitação e Declaração de Morte Encefálica

Lucas Vargas Waldeck Amaral Pimenta • Max Grimberg

Introdução

Com a criação da técnica de ressuscitação cardiopulmonar por meio de massagem torácica externa em 1960 e a criação das unidades de cuidados intensivos, passou a ser possível sobreviver a uma parada cardiorespiratória (PCR). Na era atual, a doença cardiovascular continua sendo uma importante causa de morbimortalidade, representando 50% das mortes nos Estados Unidos. Pelo menos 225.000 pessoas morrem anualmente antes de chegar ao hospital, e um número duas vezes maior será submetido à ressuscitação cardiopulmonar (RCP).

A sobrevida após uma PCR pré-hospitalar vai de 2% a 33%, enquanto em pacientes hospitalizados vai de 0% a 29%.[1,2] A maior parte dos sobreviventes de uma PCR (cerca de 80%) estarão comatosos após o retorno da circulação espontânea (RCE). A PCR é a terceira causa de coma nos EUA, ficando atrás apenas de trauma e abuso de drogas.[3] Com a disseminação das noções de suporte básico de vida e das manobras de RCP e com a obrigatoriedade da existência de desfibriladores externos automáticos em locais de grande movimento público, o estado de coma pós-PCR torna-se, cada vez mais, uma síndrome clínica relevante.

Em pacientes com evento de PCR intra-hospitalar, menos de 40% conseguem RCE e menos de 30% dos admitidos a unidade de terapia intensiva sobrevivem para alta hospitalar.[4] Dos sobreviventes, 25% permanecem com disfunção neurológica grave.[2]

É nesse cenário que surgem diversos questionamentos éticos e morais junto à família sobre o tempo, os custos e os cuidados específicos relacionados com o paciente, especialmente em um país como o Brasil, onde muitas famílias não terão condições de custear satisfatoriamente os cuidados com um paciente acamado e dependente em seu domicílio.

Além disso, em muitos casos, é necessário confrontar a família com a difícil decisão sobre temas que, eventualmente, nunca foram abordados e são um tabu: a ortotanásia e a paliação. Some-se a isso a decisão, nos casos em que há diagnóstico de morte cerebral, sobre a doação de órgãos.

Precisamos lembrar dos elevados custos da manutenção de um paciente sob cuidados intensivos para os sistemas de saúde, incluídos aí todos os comemorativos: o suporte técnico da equipe, dos equipamentos e das medicações.

A partir daqui, torna-se fácil compreender a importância do estabelecimento correto do prognóstico neurológico desses pacientes, tanto para a programação da família com relação à vida, caso recebam alta da unidade de terapia intensiva e do hospital, quanto, nos casos de certeza de um mau prognóstico, para a contenção de tratamentos fúteis e prolongamento do sofrimento sob a luz das leis vigentes e parâmetros éticos e morais além, é claro, da vontade dos familiares e do próprio paciente, quando este a manifestou em vida.

Avaliação de prognóstico neurológico pós-parada cardiorrespiratória

Primeiramente, é importante ressaltar que a definição de "mau prognóstico" neurológico é, de certa forma, arbitrária e que a percepção de um desfecho neurológico inaceitável varia de acordo com o contexto sociocultural e a legislação vigente no local do evento, não havendo consenso na literatura. Muitos estudos o definem como estado vegetativo persistente ou morte cerebral, enquanto outros incluem pacientes com sequelas importantes e limitantes. Com objetivo de padronizar a linguagem e permitir a comparação de desfechos, devemos descrever o desfecho neurológico de pacientes comatosos usando a escala de Categorias de Performance Cerebral (CPC) em uma classificação de 1 a 5,[5] que tem sido a escala mais utilizada.

Tabela 10.1. Categorias de performance cerebral (CPC)

1	Boa performance cerebral: consciente, altera, apto ao trabalho; pode ter défcits neurológicos ou psicológicos leves.
2	Incapacidade cerebral moderada: consciente e com função suficente para ser independente em atividades do dia-a-dia; apto ao trabalho em domicílio.
3	Incapacidade cerebral importante: consciente mas dependente de outros para atividades básicas por conta de função cerebral comprometida. Desde status ambulatorial até demência avançada ou paralisia.
4	Estado vegetativo ou coma: qualquer graduação de coma sem critérios para morte encefálica. Estado aperceptivo, sem interação com o meio. Pode ter abertura ocular espontânea e ciclo circadiano.
5	Morte encefálica: cumpre critérios de morte encefálica.

Em segundo lugar, a grande maioria dos estudos para avaliação de prognóstico no estado comatoso pós-PCR foi conduzido na era pré-controle direcionado da temperatura. Com a evolução da assistência em terapia intensiva, com os fármacos para sedação, a assistência ventilatória e o controle direcionado da temperatura, muitos dos parâmetros clínicos, eletrofisiológicos e laboratoriais previamente tidos como de grande acurácia para a definição prognóstica, perderam a importância ou necessitam ser adequados, especialmente com relação ao momento de sua utilização.

Ainda, na avaliação dos estudos no tema, há o problema da "previsão autorrealizada", ou seja, em muitos casos, o método prognóstico estudado é utilizado para definir condutas como a suspensão de suporte clínico. Isso é fator de confusão no desfecho "morte" e, portanto, na descrição da acurácia do método descrito.

Fisiopatologia da lesão hipóxico-isquêmica

Contrariamente às lesões traumáticas ou às lesões isquêmicas focais, a lesão hipóxico-isquêmica que ocorre na PCR, provoca um insulto agudo, global e difuso. As manifestações clínicas da lesão hipóxico-isquêmica cerebral dependem da suscetibilidade das diferentes regiões cerebrais, sendo o córtex, o cerebelo e o tálamo mais sensíveis que as áreas subcorticais e o tronco cerebral.

A extensão do dano cerebral tem, portanto, relação estreita com a duração da interrupção da circulação cerebral (*no-flow*) durante a PCR e o tempo de RCP (*low-flow*), sendo estes importantes alvos terapêuticos.

De forma esquemática, o estoque de oxigênio cerebral termina em 20 segundos, enquanto os estoques de glicose e adenosina-trifosfato (ATP) nos primeiros 5 minutos. A partir daí, inicia-se uma complexa cascata de vias metabólicas inflamatórias que levam à morte neuronal. Com o RCE, ocorre hiperemia e hipoperfusão em áreas distintas por conta de fenômenos de perda da autorregulação microvascular, trombose e aumento da viscosidade sanguínea. Os estoques energéticos levam tempo para se recompor. Tudo isso leva a lesões secundárias que contribuem para o estado comatoso posterior.

Marcadores prognósticos

Tempo de *no-flow* e *low-flow*

Logo após a PCR, todas as funções cerebrais "desligam". Com o RCE e a recuperação gradual do tecido cerebral, o retorno das funções cerebrais ocorre primeiro com as funções primitivas de tronco cerebral (como a ventilação espontânea e os reflexos) que é seguido pelo retorno das atividades das demais estruturas cerebrais, com eventual recuperação das funções corticais e da consciência.[6] Em pacientes submetidos à hipotermia terapêutica e sedação, o retorno das funções cerebrais será mais lento.

Assim, um maior tempo de *no-flow* e *low-flow* durante o insulto inicial relacionam-se com pior prognóstico e devem ser avaliados na abordagem inicial do paciente comatoso. A presença de comorbidades prévias ao evento influencia o desfecho.

O simples fato de manter-se em coma por mais de 6 horas após o evento já denota pior prognóstico, e o melhor prognóstico ocorre com pacientes que recobram a consciência pouco após o RCE.

Exame físico

O exame físico continua sendo o padrão-ouro para a interpretação clínica dos estados comatosos pós-PCR; no entanto, devemos ter cuidado ao considerar a influência de sedativos e da hipotermia terapêutica no contexto desses pacientes.

Avaliação clínica

Antes de 1974, a avaliação de pacientes comatosos baseava-se em terminologia descritiva e qualitativa, além da análise dos reflexos do tronco. A partir desde ano, Teasdale e Jennett publicaram a primeira descrição da Escala de Coma de Glasgow que, embora tenha sido descrita inicialmente para pacientes com trauma, foi validada também para comas não traumáticos. A escala é baseada na avaliação de três componentes: resposta motora, resposta verbal e abertura ocular.[7] A pontuação varia de 3 a 15, e quanto menor a pontuação, pior é o quadro do paciente.

De relevante, deve-se lembrar que os estímulos álgicos devem ser sempre realizados em regiões centrais, como o esterno ou a área supraorbitária, por exemplo, porque reflexos da medula espinal podem ocorrer com estimulação periférica, não apresentando relação prognóstica.

Recentemente, dadas as limitações da metodologia e seu desenho inicial ser direcionado a vítimas de traumatismo craniano, Widjicks introduziu escala mais abrangente que pode ser útil na avaliação de pacientes com lesão isquêmico-hipóxica: ***Full Outline of Unresponsiveness*** (*FOUR*) *Score*.[8,9]

Tabela 10.2. Escala de Coma de Glasow

	Abertura Ocular	Resposta Verbal	Resposta Motora
1	Sem resposta	Sem resposta	Sem resposta
2	À pressão do esterno	Emite sons/grunhidos	Extensão à dor
3	Ao chamado	Emite palavras	Flexão anormal à dor
4	Espontânea	Desorientado	Flexão normal à dor
5		Orientado	Localiza a dor
6			Obedece a Comandos

Reflexos de tronco

Tradicionalmente, atribuiu-se aos reflexos de tronco cerebral a acurácia para discernir o prognóstico do paciente em coma. Isso decorre do fato de o tronco cerebral ser "mais resistente" aos insultos hipóxico-isquêmicos, recuperando-se mais precocemente e mantendo sua função e reflexos mesmo com lesões cerebrais mais extensas. Tais reflexos são, inclusive, importantes na definição do quadro de morte encefálica que abordaremos mais adiante.

Em metanálise recente,[10,11] a ausência de reflexos de tronco foi um importante preditor de mau prognóstico, somando-se à avaliação mais abrangente e descritiva dos estados comatosos.

São estes o reflexo pupilar à luz (envolve o II e III pares cranianos), o reflexo córneo-palpebral (V e VII pares), o reflexo de tosse (X e XII pares) e o reflexo óculo-vestibular (III, VI e VIII).

Reflexo pupilar à luz

O reflexo pupilar à luz é um teste para um arco reflexo que inclui a retina, o nervo óptico (II par craniano) e os neurônios motores do nervo oculomotor (III par craniano). O teste é realizado por meio da iluminação do olho com uma fonte luminosa brilhante. Uma resposta normal é a contração da íris em ambos os olhos.

Uma metanálise recente evidenciou que, tanto em pacientes submetidos quanto naqueles não submetidos à hipotermia terapêutica, a ausência desse reflexo após 72 horas está quase invariavelmente associada a mau prognóstico neurológico, sendo o sinal clínico de maior acurácia (taxa de falso-positivo de 0%).[10,11]

No entanto, quando testado na admissão, não teve acurácia suficiente, com taxa de falso-positivo de 32% (IC 95%: 14-48%).[10,11]

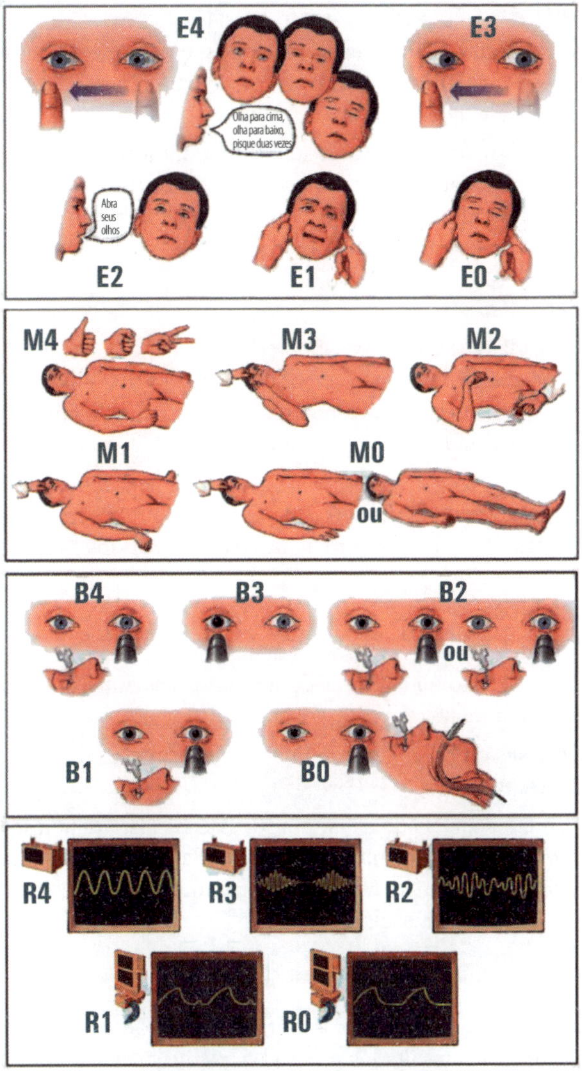

Figura 10.2. Escala de Coma *Full Outline of UnResponsiveness* (FOUR). Resposta Ocular: E4 – abertura ocular espontânea ou ao chamado, acompanha movimentos e/ou pisca ao comando; E3 – abertura ocular espontânea ou ao chamado, mas não acompanha movimentos; E2 – abertura ocular ao chamado vigoroso; E1 – abertura ocular aos estímulos dolorosos; E0 – sem abertura ocular mesmo aos estímulos dolorosos. Resposta motora: M4 – responde realizando movimento de elevação do polegar, punho cerrado ou "sinal da paz" ao comando; M3 – localiza estímulo doloroso; M2 – resposta flexora ao estímulo doloroso; M1 – resposta extensora ao estímulo doloroso; M0 – sem resposta à dor ou status mioclônico generalizado. Reflexos de Tronco Encefálico: B4 – reflexos pupilares e de córnea presentes; B3 – uma pupila midriática e fixa; B2 – ausência de reflexos pupilares ou de córnea; B1 – ausência de reflexos pupilares e de córnea; B0 – ausência de reflexo pupilar, de córnea e de tosse. Padrão Ventilatório: R4 – não intubado com ventilação espontânea e de padrão regular; B3 – não intubado, com padrão de Cheyne-Stokes; R2 – não intubado, com padrão ventilatório irregular; R1 – intubado, com frequência ventilatória acima do ventilador; R0 – intubado com padrão de apneia.

Reflexo córneo-palpebral

Este reflexo ocorre como um piscar brusco em resposta ao toque da córnea com uma gaze ou um pedaço de algodão. Envolve um arco reflexo com o V par craniano (sensibilidade da córnea) e o III par craniano (motricidade da pálpebra).

A ausência desse reflexo não teve acurácia suficiente para a predição de mau prognóstico em nenhum momento, tanto para pacientes sob hipotermia ou quanto para aqueles não submetidos a ela. Também não teve valor aditivo à ausência de reflexo pupilar à luz. A taxa de falso-positivos variou de 0% a 5% para pacientes sob hipotermia terapêutica.[10,11]

Reflexo vestíbulo-ocular

O reflexo vestíbulo-ocular é testado instilando-se água quente e fria no canal auditivo externo com uma seringa. Em pacientes com tronco cerebral intacto, a água quente (> 44°C) leva a rotação contralateral dos olhos, com nistagmo horizontal ipsilateral ao ouvido em que a solução foi instilada. A água fria (< 30°C) causa movimento contrário. Esse reflexo envolve os nervos cranianos III, VI e VIII.

A ausência do reflexo vestíbulo-ocular predisse CPC 3-5 ou 4-5 com 0% de resultados falso-positivos em 24 a 48 horas após a PCR, em pacientes não submetidos à hipotermia terapêutica.[10,11]

Movimentação de membros

A presença de reflexo de extensão ou ausência de reposta aos estímulos álgicos não foi um bom preditor de mau prognóstico. Isso foi evidenciado tanto nos pacientes que foram submetidos à hipotermia quanto os que não foram.

A presença de mioclonias ou crises tônico-clônicas nas primeiras 24 a 48 horas da PCR usualmente denotam pior desfecho.[10,11]

Estudos variam quanto à acurácia do sinal, porque não há clara definição da caracterização do fenômeno, tanto quanto à extensão quanto a localização das mioclonias ou abalos. Em pacientes submetidos à hipotermia terapêutica, identificar esse fenômeno é muito difícil pelo uso de sedação e uso frequente de bloqueio neuromuscular.

Laboratório

Os biomarcadores têm vantagens teóricas importantes quando comparados aos sinais clínicos: fácil padronização da coleta, dos resultados e, provavelmente, não são influenciados pelos efeitos dos sedativos e hipotermia. Os mais estudados são a enolase específica neuronal (NSE) e o S-100B.

No entanto, talvez pelo uso de diferentes *kits* de medida ou, principalmente, pelo momento da coleta não ser padronizado, os valores de corte para a predição de um desfecho desfavorável tiveram grande variação.[10,11]

Os valores de corte para a NSE, com uma taxa de falso-positivo de 0% de desfechos desfavoráveis, foi de 44,3 a 81,8 µg/L em 48 horas e de 57,2 a 78,9 µg/L em 72 horas. Para a S-100B, os valores foram de 0,18 µg/L em 24 horas e 0,3 µg/L em 48 horas, em pacientes submetidos à hipotermia terapêutica.

Já nos pacientes não submetidos à hipotermia, os valores de corte para NSE foram de 47,6 µg/L, 65 µg/L e 80 µg/L em 24, 48 e 72 horas. Para a S-100B, os valores foram de 5,2 µg/L em 24 horas e 0,7 µg/L em 72 horas.[10,11]

Eletrofisiologia

Eletroencefalograma

Embora a presença de alguns padrões tipicamente associados a mau prognóstico seja compatível com a recuperação neurológica, a presença de traçado de baixa voltagem (< 20 μV) após 48 horas da PCR prediz mau prognóstico (CPC 4-5) com 0% de falso-positivos.[12]

No entanto, o resultado do EEG deve ser interpretado de forma cuidadosa e integrada por especialista junto à equipe assistente devido à grande interferência resultante dos efeitos de sedativos e distúrbios metabólicos, além da própria hipotermia. A análise de traçado longo e contínuo durante algumas horas pode ser útil e até necessária para a correta interpretação dos dados colhidos.

Potencial somatossensorial evocado

A ausência bilateral de onda de latência curta (N20) predisse morte ou estado vegetativo desde 8 horas após uma PCR revertida com 0% de resultados falso-positivos, permanecendo preditivo durante as primeiras 72 horas, de acordo com metanálise recente. O exame mantém o valor preditivo mesmo em pacientes submetidos à hipotermia terapêutica, sendo também pouco afetado pelo efeito sedativo.

Este é um dos mais acurados métodos para predição de prognóstico neurológico e, por conta da relativa pouca interferência da ação de fármacos sedativos e mesmo da hipotermia, torna-se importante instrumento para avaliação dos pacientes.

Exames de imagem

Exames de imagem do sistema nervoso central no contexto do paciente em coma pós-PCR são parte fundamental da propedêutica. A evidência de alterações estruturais agudas pode direcionar o tratamento bem como estabelecer diagnóstico.

A tomografia computadorizada do crânio (TCC) é um exame mais disponível e de mais rápida realização comparado com a ressonância nuclear magnética do crânio (RMC), que toma mais tempo e de forma frequente torna-se pouco factível quando consideradas as variáveis do paciente – tipicamente, neste cenário, com diversos equipamentos de suporte, como bombas de infusão de medicação contínua, ventilação mecânica e assistência circulatória.

À TCC, edema cerebral difuso com perda da relação da massa cinzenta/branca tem predição de mau prognóstico de 0% de falso-positivos para um CPC 3-5.

Morte encefálica e doação de órgãos

Em um cenário de PCR revertida com sucesso há um espectro considerável de resultados neurológicos possíveis. Apesar dos grandes avanços ocorridos no suporte dos pacientes em PCR, a morte encefálica ainda é um evento frequente, de forma que a avaliação neurológica à beira do leito deve ser rotineira.

Define-se como morte encefálica a parada total e irreversível da atividade do tronco e hemisféricos cerebrais. Respeitando-se a resolução n. 1.480/97 do Conselho Federal de Medicina, para o diagnóstico são necessários dois exames clínico-neurológicos e um exame gráfico complementar.

Transcrevemos a seguir trechos pertinentes da resolução:

> "(...)
>
> *Art. 3º*. A morte encefálica deverá ser consequência de processo irreversível e de causa conhecida.
>
> *Art. 4º*. Os parâmetros clínicos a serem observados para constatação de morte encefálica são: coma aperceptivo com ausência de atividade motora supraespinal e apneia.
>
> *Art. 5º*. Os intervalos mínimos entre as duas avaliações clínicas necessárias para a caracterização da morte encefálica serão definidos por faixa etária, conforme abaixo especificado:
>
> (...)
>
> *d)* acima de 2 anos – 6 horas
>
> *Art. 6º*. Os exames complementares a serem observados para constatação de morte encefálica deverão demonstrar de forma inequívoca:
>
> *a)* ausência de atividade elétrica cerebral ou,
>
> *b)* ausência de atividade metabólica cerebral ou,
>
> *c)* ausência de perfusão sanguínea cerebral.
>
> *Art. 7º*. Os exames complementares serão utilizados por faixa etária, conforme abaixo especificado:
>
> *a)* acima de 2 anos – um dos exames citados no Art. 6º, alíneas "a", "b" e "c";
>
> (...)
>
> *Art. 8º*. O Termo de Declaração de Morte Encefálica, devidamente preenchido e assinado, e os exames complementares utilizados para diagnóstico da morte encefálica deverão ser arquivados no próprio prontuário do paciente.
>
> *Art. 9º*. Constatada e documentada a morte encefálica, deverá o Diretor-Clínico da instituição hospitalar, ou quem for delegado, comunicar tal fato aos responsáveis legais do paciente, se houver, e à Central de Notificação, Captação e Distribuição de Órgãos a que estiver vinculada a unidade hospitalar onde o mesmo se encontrava internado."

É difícil dissociar o tema da morte encefálica e da doação e transplante de órgãos. Conforme citado mais acima no texto, este tema ainda é um tabu em nossa sociedade. Entretanto, cabe a toda a equipe de saúde e socorro médico acolher a família nesse difícil momento de perda e informar sobre a possibilidade de doação.

A desinformação e os "mitos" que giram em torno da doação de órgãos e do diagnóstico de morte encefálica são alguns dos principais obstáculos à autorização das famílias.

A morte encefálica deve ser reconhecida de forma precoce e segura. Este é o primeiro passo de todo o processo de doação e transplante. O diagnóstico e a notificação corretos trazem grande impacto no número final de doadores de órgãos. O baixo número de notificações é uma das principais causas da limitada taxa de doadores e de transplantes no nosso país, embora tenha crescido de forma consistente nos últimos.

Conforme legislação vigente, cabe à equipe realizar o preenchimento do Termo de Declaração de Morte Encefálica, realizar o primeiro exame e notificar à Central de Notificação, Captação e Distribuição de Órgãos (CNCDO). O segundo exame deve necessariamente ser realizado por

IDENTIFICAÇÃO DO HOSPITAL
TERMO DE DECLARAÇÃO DE MORTE ENCEFÁLICA
(Res. CFM nº 1.480 de 08/08/97)

Registro Hospitalar:____________________	
NOME:______________________________	
PAI:______________________________	
MÃE:______________________________	
IDADE:____anos ____meses ____dias	Data de Nascimento.: ____/____/____
SEXO: ( )M ( )F	RAÇA: ( )A ( )B ( )N

A. CAUSA DO COMA

A.1. Causa do coma: ______________________________

A.2. Causas do coma que devem ser excluídas durante o exame

Se a resposta for sim a qualquer um dos itens, interrompe-se o protocolo.

a) Hipotermia	( ) SIM ( ) NÃO
b) Uso de drogas depressoras do sistema nervoso central	( ) SIM ( ) NÃO

B. EXAME NEUROLÓGICO

Atenção: verificar o intervalo mínimo exigível entre as avaliações clínicas, constantes da tabela abaixo.

IDADE INTERVALO	
7 dias a 2 meses incompletos	48 horas
2 meses a 1 ano incompleto	24 horas
1 ano a 2 anos incompletos	12 horas
Acima de 2 anos	06 horas

Elementos do exame neurológico Resultados	Data:___/___/___	Data:___/___/___
	1º exame	2º exame
Coma aperceptivo	( )SIM ( )NÃO	( )SIM ( )NÃO
Pupilas fixas e arreativas	( )SIM ( )NÃO	( )SIM ( )NÃO
Ausência de reflexo córneo-palpebral	( )SIM ( )NÃO	( )SIM ( )NÃO
Ausência de reflexos oculocefálicos	( )SIM ( )NÃO	( )SIM ( )NÃO
Ausência de respostas às provas calóricas	( )SIM ( )NÃO	( )SIM ( )NÃO
Ausência de reflexo de tosse	( )SIM ( )NÃO	( )SIM ( )NÃO
Apneia	( )SIM ( )NÃO	( )SIM ( )NÃO

Ao efetuar o exame, assinalar uma das duas opções (SIM ou NÃO) obrigatoriamente, para todos os itens acima.

Figura 10.2. Termo de declaração de morte encefálica (Res. CFM n. 1.480/97). (Continua)

(continuação)

C. ASSINATURAS DOS EXAMES CLÍNICOS

Os exames devem ser realizados por profissionais diferentes, que não poderão ser integrantes da equipe de remoção e transplante.

PRIMEIRO EXAME	SEGUNDO EXAME
DATA:___/___/___HORA:____:____	DATA:___/___/___HORA:____:____
NOME DO MÉDICO:________________	NOME DO MÉDICO:________________
CRM:__________FONE:__________	CRM:__________FONE:__________
END.:________________________	END.:________________________
ASSINATURA: __________________	ASSINATURA: __________________

D. EXAME COMPLEMENTAR

Indicar o exame realizado e anexar laudo com identificação do médico responsável.

1. Angiografia Cerebral	( )
2. Cintilografia Radioisotópica	( )
3. Doppler Transcraniano	( )
4. Monitorização da pressão intra-craniana	( )
5. Tomografia computadorizada com xenônio	( )
6. Tomografia por emissão de foton único	( )
7. EEG	( )
8. Tomografia por emissão de pósitrons	( )
9. Extração Cerebral de oxigênio	( )
10. Outros: ________________________________	( )

E. OBSERVAÇÕES:

1. Interessa, para o diagnóstico de morte encefálica, exclusivamente a arreatividade supraespinal. Consequentemente, não afasta este diagnóstico a presença de sinais de reatividade infraespinal (atividade reflexa medular) tais como: reflexos osteotendinosos ("reflexos profundos"), cutâneo-abdominais, cutâneo-plantar em flexão ou extensão, cremastérico superficial ou profundo, ereção peniana reflexa, arrepio, reflexos flexores de retirada dos membros inferiores ou superiores, reflexo tônico cervical.
2. Prova calórica
   - 2.1. Certificar-se de que não há obstrução do canal auditivo por cerumem ou qualquer outra condição que dificulte ou impeça a correta realização do exame.
   - 2.2. Usar 50 mL de líquido (soro fisiológico, água, etc) próximo de 0 grau Celsius em cada ouvido.
   - 2.3. Manter a cabeça elevada em 30 (trinta) graus durante a prova.
   - 2.4. Constatar a ausência de movimentos oculares.

Figura 10.2. Termo de declaração de morte encefálica (Res. CFM n. 1.480/97). (Continua)

(continuação)

3. Teste da apneia:
No doente em coma, o nível sensorial de estímulo para desencadear a respiração é alto, necessitando-se da pCO_2 de até 55 mmHg, fenômeno que pode determinar um tempo de vários minutos entre a desconexão do respirador e o aparecimento dos movimentos respiratórios, caso a região ponto-bulbar ainda esteja íntegra. A prova da apnéia é realizada de acordo com o seguinte protocolo:
3.1. Ventilar o paciente com 02 de 100% por 10 minutos.
3.2. Desconectar o ventilador.
3.3. Instalar catéter traqueal de oxigênio com fluxo de 6 litros por minuto.
3.4. Observar se aparecem movimentos respiratórios por 10 minutos ou até quando o pCO2 atingir 55 mmHg.
4. Exame complementar: O exame clínico deve estar acompanhado de um exame complementar que demonstre inequivocadamente a ausência de circulação sangüínea intracraniana ou atividade elétrica cerebral, ou atividade metabólica cerebral. Observar o disposto abaixo (itens 5 e 6) com relação ao tipo de exame e faixa etária.
5. Em pacientes com dois anos ou mais - 1 exame complementar entre os abaixo mencionados:
5.1. Atividade circulatória cerebral: angiografia, cintilografia radioisotópica, doppler transcraniano, monitorização da pressão intracraniana, tomografia computadorizada com xenônio, SPECT.
5.2. Atividade elétrica: eletroencefalograma.
5.3. Atividade metabólica: PET, extração cerebral de oxigênio.
6. Para pacientes abaixo de 02 anos:
6.1. De 1 ano a 2 anos incompletos: o tipo de exame é facultativo. No caso de eletroencefalograma são necessários 2 registros com intervalo mínimo de 12 horas.
6.2. De 2 meses a 1 ano incompleto: dois eletroencefalogramas com intervalo de 24 horas.
6.3. De 7 dias a 2 meses de idade (incompletos): dois eletroencefalogramas com intervalo de 48 h.
7. Uma vez constatada a morte encefálica, cópia deste termo de declaração deve obrigatoriamente ser enviada ao órgão controlador estadual (Lei 9.434/97, Art. 13).

Figura 10.2. Termo de declaração de morte encefálica (Res. CFM n. 1.480/97).

profissional não relacionado com a equipe assistente ou a CNCDO. Esta última promove a distribuição dos órgãos e tecidos doados e identifica as equipes correspondentes para a retirada.

Uma vez diagnosticada definitivamente a morte encefálica, também cabe à equipe que assiste o paciente a preservação do *status* fisiológico, buscando a estabilidade hemodinâmica e outras medidas que garantam a viabilidade e a qualidade dos órgãos e tecidos passíveis de utilização do doador.

Conclusão

Apesar de todos os avanços existentes no suporte à PCR e embora haja maior taxa de sucesso no RCE, os desfechos neurológicos desfavoráveis ainda são frequentes.

A avaliação prognóstica é difícil, mas ainda baseia-se particularmente na avaliação clínica. Os sinais neurológicos com maior acurácia para a predição de desfechos neurológicos desfavoráveis são o reflexo pupilar à luz após 72 horas do evento índice e o reflexo vestíbulo-ocular. A presença de mioclonias nas primeiras 24 a 48 horas do evento índice também denotam pior prognóstico neurológico.

A dosagem de NSE e S-100B apresenta grande acurácia e a vantagem de menor influência da sedação e da hipotermia, embora ainda seja necessária melhor determinação dos pontos de corte para diagnóstico.

O eletroencefalograma, como exame de simples realização, mantém seu valor à beira do leito na avaliação desses pacientes e pode ser muito útil na avaliação diagnóstica, prognóstica e terapêutica. A avaliação de potencial somatossensorial evocado cresce em importância uma vez que se destaca como exame de elevada acurácia para predição de prognóstico neurológico desfavorável, com pouca interferência de sedação e hipotermia na sua avaliação, o que o torna especialmente útil.

Ainda, cabe ressaltar a importância da avaliação rotineira e seriada desses pacientes para a avaliação prognóstica correta que possa guiar os esforços empreendidos pela equipe para a tomada de decisão terapêutica. Ainda, a avaliação permite identificação precoce de suspeita de morte encefálica e, com isso, a avaliação correta e a tempo de potenciais doadores de órgãos.

Referências

1. Eisenberg MS, Mengert TJ. Cardiac resucitation. Engl J Med. 2001;344:1304-13.
2. Stiell IG. Early versus later rhythm analysis in patients with out-of-hospital cardiac arrest. Engl J Med. 2011;365:787-97.
3. Elheff SM, Hanly DF. Postresuscitation prognostication and declaration of brain death. In: Parais NA, Novak HR, Halperin RA. (ed.). Williams & Wilkins. Cardiac arrest: the science and practice of resuscitation medicine. Baltimore: s.n., 1996, p. 310-22.
4. Nolan JP. Outcome following admission to UK intensive care units after cardiac arrest: a secondary analysis of the ICNARC Case Mix Programme Database. Anaesthesia. 2007;62:1207-16.
5. Cummings RO. Recommended guidelines for uniform reporting of data from out-of-hospital cardiac arrest: the Utstein style. Circulation. 1991;84:960-75.
6. Xiong W. Evolution of somatosensory evoked potentials after cardiac arrest iduced hypoxic-ischemic injury. Resuscitation. 2010;81:893-7.
7. Teasdale G, Jennett B. Lancet. Lancet. 1974;2:81-4.
8. Iyer VN, Wjdicks EF. Validity of the FOUR Score Coma Scale in the Medical Intensive Care Unit. Mayo Clinic Proceedings. 2009;84(8):694-701.
9. Wijdicks EF. Validation of a new coma scale: the FOUR score. Ann Neurol. 2005;58:585-93.
10. Sandroni C. Predictors of poor neurological outcome in adult comatose survivors of cariac arrest: a systematic reciew and meta-analysis. Part 1. Resuscitation. 2015;84:1310-23.
11. Sandroni C. Predictors of poor neurological outcome in adult comatose survivors of cariac arrest: a systematic reciew and meta-analysis. Resuscitation. 2013;84:1324-38.
12. Edgren E, Ronquist G. Prediction of outcome after cardiac arrest. Crit Care Med. 1987;15: 820-25.

CAPÍTULO 11

Parada Cardiorrespiratória na Era da Covid

Beatriz Santana Watanabe • Giulia Matiusso Zumbano
• Hélio Penna Guimarães

Pacientes com Covid-19 podem apresentar a necessidade de ressuscitação cardiopulmonar (RCP). As medidas para tal processo, preconizadas nas diretrizes nacionais e internacionais como as do International Liaison Committee on Resuscitation (ILCOR) e AHA 2020, devem ser aplicadas nesses casos. Entretanto, algumas medidas especiais devem ser seguidas para proteção da equipe e melhor prognóstico do paciente.

A RCP em pacientes com Covid-19 apresenta maior chance de liberação de aerossóis durante as manobras de compressão torácica e ventilação, oferecendo risco de contaminação para a equipe. Portanto, ao atender esses pacientes, é fundamental a utilização dos equipamentos de proteção individual (EPIs) para aerossóis por todos os membros da equipe de ressuscitação. Os EPIs incluem máscara n95, *face shield*, avental impermeável, gorro, luvas descartáveis de cano alto e óculos de proteção e devem estar facilmente acessíveis, de modo que a RCP não seja demasiadamente atrasada por sua paramentação. Isso se mostra importante ao se considerar que a RCP em pacientes com suspeita ou Covid confirmada só deve ser iniciada quando toda a equipe estiver prontamente paramentada. Também, se destaca como medida de proteção à equipe, a higienização de mãos com água e sabão ou álcool em gel.

Em pacientes com Covid-19, é necessário investigar e tratar possíveis causas da PCR, sendo as principais: hipóxia, acidose e trombose coronária. O tamponamento cardíaco e o pneumotórax também devem ser considerados. Em casos de pacientes que utilizaram recentemente cloroquina ou hidroxicloroquina, é importante avaliar arritmias, em especial Torsades de Pointes, devido ao potencial risco para alargamento do intervalo QT. Além disso, deve-se avaliar risco de taquicardia polimórfica em idosos, pacientes do sexo feminino, com miocardite relacionada com a Covid, insuficiência cardíaca, disfunção renal ou hepática, distúrbios eletrolíticos ou bradicardia.

Também é necessário ponderar a necessidade de iniciar ou não a RCP. Essa decisão deve ser individualizada, considerando possível futilidade de manobras, risco de exposição à equipe e benefícios ao paciente. A RCP deve ser realizada sempre, exceto em casos em que diretrizes antecipadas de vontade do paciente apontem o contrário. É imprescindível que essas diretivas de "não ressuscitação cardiopulmonar" sejam registradas em prontuário e comunicadas à equipe.

Destaca-se também a importância de medidas que previnam o paciente com Covid de evoluir para PCR. Pacientes com suspeita ou confirmação de Covid-19 e estratificados a partir de escores de gravidade com maior risco de deterioração aguda ou PCR, devem ser sinalizados ao time de resposta rápida (TRR) ou equipes responsáveis por esses pacientes, com o objetivo de otimizar o atendimento deles.

Ademais, é importante que no primeiro atendimento do paciente seja avaliado a dificuldade da via aérea e anotado em prontuário. Dessa forma, caso seja necessário, o acionamento de suporte e a obtenção de materiais específicos para via aérea difícil será realizado de forma mais efetiva.

A detecção de PCR em pacientes com Covid é a mesma recomendada pela American Heart Association (AHA) e pelo ILCOR, devendo, portanto, ser avaliada a responsividade e a presença de movimentos respiratórios e de pulso central. Caso haja ausência desses sinais, as compressões torácicas devem ser iniciadas e, se o paciente não apresentar via aérea avançada instalada, a ventilação com máscara deve ser feita com baixo fluxo (máximo de 6 a 10 L/min) ou com uma toalha/pano sobre boca e nariz até que a via aérea definitiva seja obtida. Essa medida de vedação da cavidade oral decorre do risco de produção de aerossóis durante a massagem cardíaca e deve ser adotada também quando houver via aérea definitiva (Figura 11.1) e em casos de atendimento pré-hospitalar sem profissionais médicos, nos quais a RCP é realizada somente com as mãos. A bolsa valva-máscara (BVM) e bolsa-tubo endotraqueal devem ser evitadas pelo risco de eliminação de aerossóis, mas, caso seja necessário o uso da BVM, deve ser feito velamento da máscara por dois profissionais, associado ao uso de cânula de Guedel e à instalação de filtros (HEPA – *high efficiency particulate arrestance*) entre a máscara e a bolsa (Figura 11.2). Para cada 30 compressões, devem ser realizadas 2 ventilações nesse caso.

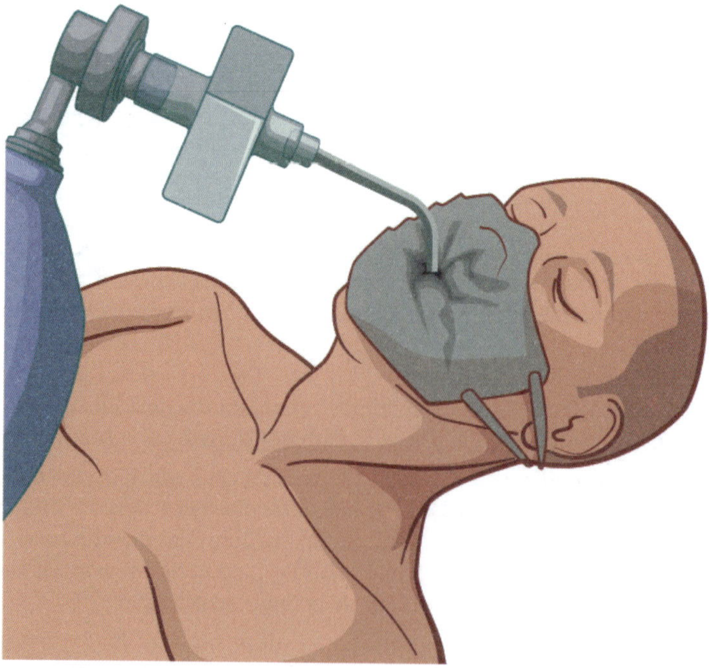

Figura 11.1. Oclusão da cavidade oral com máscara em paciente intubado.

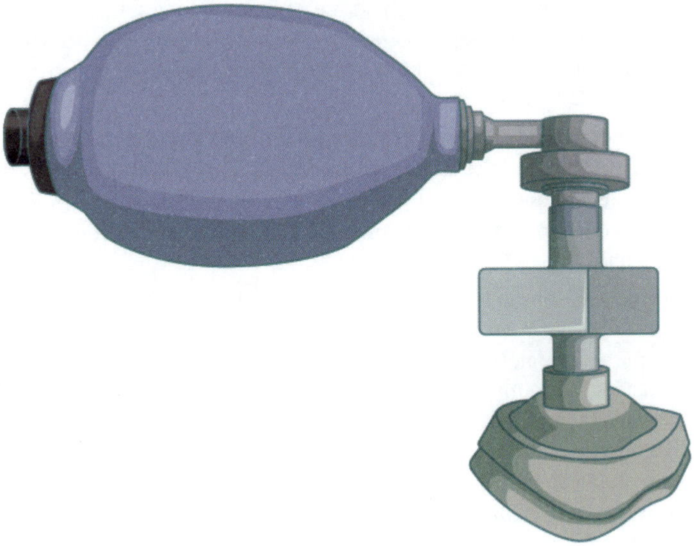

Figura 11.2. Bolsa valva-máscara com filtro HEPA.

Ao se obter a via aérea definitiva, uma ventilação deve ser feita a cada 6 segundos com filtro HEPA presente. A via aérea invasiva é benéfica em pacientes com Covid por auxiliar no manejo da hipóxia, uma causa importante de PCR nesses pacientes, além de reduzir a disseminação de aerossóis que possam contaminar a equipe e melhorar a ventilação/perfusão do paciente. É importante notar que, durante o processo de intubação, as compressões torácicas devem ser momentaneamente cessadas para evitar risco de contaminação para a equipe. Esse procedimento pode ser feito durante a checagem de pulso para que o paciente fique o menor tempo possível sem massagem cardíaca, devendo ainda ser feita pelo médico mais experiente. A videolaringoscopia com lâmina de maior angulação também deve ser usada nesses casos. Se houver falha de intubação, dispositivos extraglóticos e capnógrafo são utilizados, porém, esse dispositivo produz mais aerossóis que o tubo endotraqueal. Toalhas, gaze ou máscara devem vedar a boca do paciente em ambos os casos.

Nos casos em que a PCR ocorre durante a ventilação mecânica (VM) e em posição prona, demandam-se ajustes do ventilador e posicionamento das compressões torácicas diferentes do habitual para a RCP. Nesses casos, deve-se manter o paciente conectado ao ventilador e ajustar os parâmetros do ventilador mecânico para a função "RCP/PCR", o qual ajusta automaticamente as funções do ventilador mecânico e aciona todos os parâmetros necessários. Quando essa função não está disponível no ventilador, deve-se ajustar os parâmetros para o modo assistido-controlado a volume, com ajuste para 6 mL/kg de peso predito; frequência respiratória (FR) para 10 ventilações por minuto, com tempo inspiratório de 1 segundo; fração inspirada de oxigênio (FiO_2) para 100%; disparo a fluxo, desliga-se a sensibilidade ou muda-se o modo para pressão e ajusta-se de acordo com o ventilador de –15 a –20, com sensibilidade ao disparo ajustada para o menor possível; pressão positiva no final da expiração (PEEP) de zero; ajustam-se os alarmes de volume corrente máximo e mínimo do equipamento, alarmes de pressão máxima de 60 cmH_2O e mínima de 1 ou 0 cmH_2O, alarmes de volume minuto máximo e mínimo do aparelho, alarme de FR no máximo permitido e tempo de apneia de 60 segundos.

Ao longo da PCR, deve-se avaliar se o ventilador está mantendo esses parâmetros sem autodisparo pela compressão torácica. Caso seja necessária a mudança de circuito ou ventilador, deve-se utilizar pinças retas para clampear o tubo, minimizando o risco da aerolização e transmissão para a equipe.

Além disso, ao aplicar a desfibrilação nos pacientes em VM, prefere-se o uso de pás adesivas, não necessitando a desconexão do ventilador para a aplicação do choque. Caso não tenha acesso às pás adesivas, usa-se as pás manuais de desfibrilação, liberando o choque após colocar o ventilador no modo *stand by* e desconectar o tubo orotraqueal do ventilador, lembrando sempre de manter o filtro HEPA acoplado ao tubo.

Em pacientes em posição prona, primeiramente deve-se levar em conta a presença ou não de via aérea invasiva. Caso não esteja presente, o paciente deve ser colocado em posição supina o mais rápido possível para que assim se obtenha a via aérea (com preferência para intubação orotraqueal) e as compressões torácicas sejam iniciadas. A movimentação do paciente para posição supina deve ser realizada com cautela, a fim de evitar desconexão do ventilador e a subsequente disseminação de aerossóis. Por sua vez, em casos em que o paciente em prona já apresente via aérea avançada, a RCP deve ser iniciada sem alteração de posição, isto é, o paciente recebe as manobras em prona. Para isso, as mãos devem ser posicionadas na região interescapular, na mesma altura das compressões torácicas (T7-10). Ao utilizar pás adesivas no desfibrilador, estas devem ser colocadas na posição anteroposterior. Se não estiverem disponíveis, a pá esternal deve ser posicionada na região dorsal do paciente, enquanto a pá apical é colocada na região lateral.

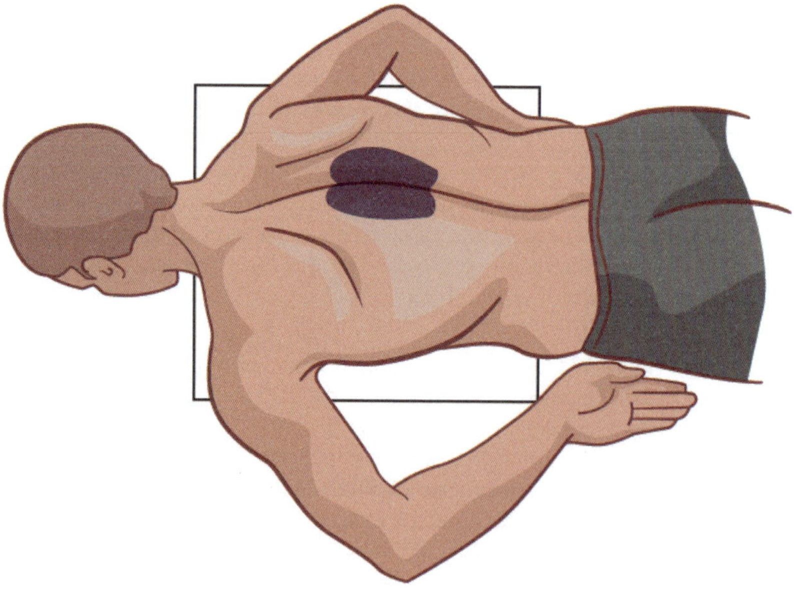

Figura 11.3. Posicionamento das mãos durante a realização da das compressões em pacientes em prona.

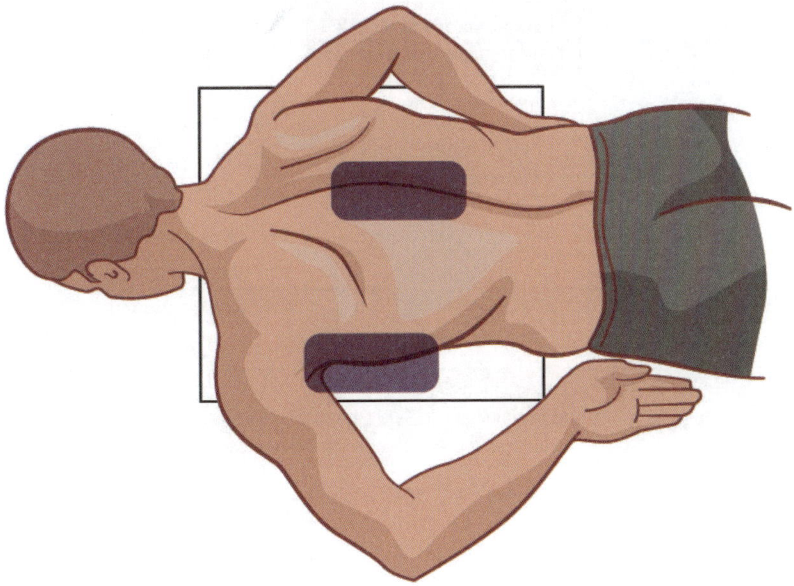

Figura 11.4. Posicionamento das pás para desfibrilação do paciente em prona.

Durante a PCR, é importante que seja avaliada a eficácia da RCP por meio do dióxido de carbono expirado, o qual deve ser maior que 10 mm Hg; e a pressão arterial invasiva, a qual deve ter a pressão arterial sistólica maior que 20 mm Hg.

Antes de o paciente ter o retorno à circulação espontânea (RCE) após a PCR, é essencial antecipar a solicitação de um leito de UTI com isolamento respiratório para o paciente. Após o atendimento do paciente, a equipe deve primeiramente descartar ou higienizar todos os equipamentos usados durante a RCP e depois remover os EPIs com segurança, evitando a autocontaminação, uma vez que é nesse momento em que ocorre a maior parte da contaminação dos profissionais de saúde.

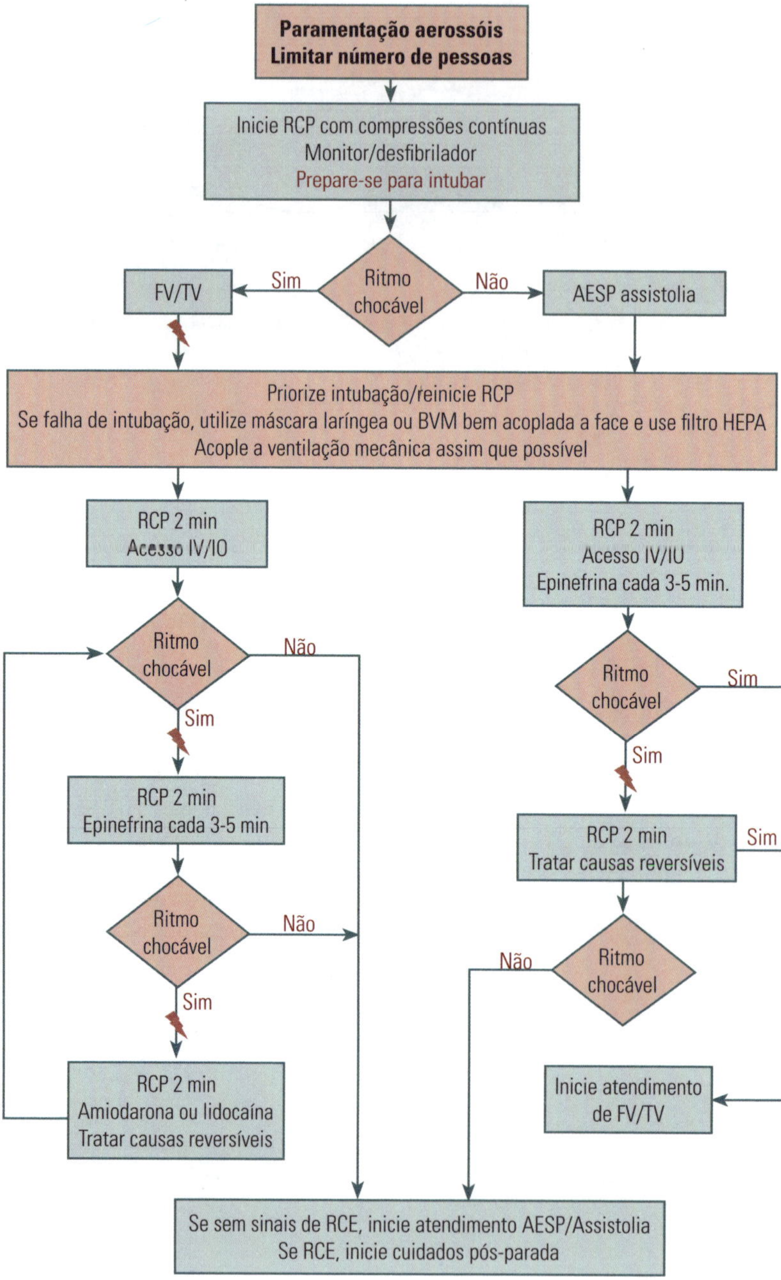

Figura 11.5. Algoritmo de atendimento de PCR em pacientes com Covid-19, suspeitos ou confirmados.

Quadro 11.1

Qualidade RCP
■ Compressões 110-120/min fortes (no mínimo, 5 cm – evitar profundidade maior que 6 cm) ■ Permitir retorno do tórax ■ Minimizar interrupções ■ Mudar compressor a cada 2 min.
■ Paramentação aerossóis: avental impermeável, máscara N95, luvas, touca e *faceshield*/óculos
Desfibilação
■ Bifásico: 120-200 J ou monofásico: 360 J
■ Pás adesivas: choque sem retirar da VM ■ Pás manuais: deixar ventilador em pausa e desconectar o ventilador, mantendo filtro HEPA no tubo antes de desfibrilar
Via aérea avançada
■ Intubação pelo médico mais experiente ■ Videolaringoscopia se disponível ■ Evitar desconexão do circuito VM – Volume controlado 6 mL/kg, Fi 100%, TI 1s, PEEP 0-5, Fr 10, gatilho menos sensível possível e liberar alarmes
■ Usar capnografia para confirmar posicionamento do tubo orotraqueal ■ Após via aérea avançada, ventilar 10/min.
Drogas
■ Epinefrina dose IV/IO: 1 mg — Repetir a cada 3-5 min
■ Amiodarona IV/IO (somente duas doses): — 1ª dose: 300 mg — 2ª dose: 150 mg
■ ou Lidocaína IV/IO (somente duas doses): — 1ª dose: 1-1,5 mg/kg — 2ª dose: 0,5-0,75 mg/kg
Retorno da circulação espontânea RCE
■ Pulso presente e curva de pressão arterial espontânea se PA invasiva
Causas reversíveis
■ 6 Hs – Hipovolemia, hipóxia, íon hidrogênio (acidose). Hipoblicemias, hipo/hipercalemia e hipotermia
■ STs – Tamponamento, tensão no tórax (pneumotórax), tóxicos, trombose pulmonar (TEP) e trombose coronária (IAM)
Prona
■ Se não intubado: despronar e RCP
■ Se intubado: inicia compressão prona em T7-T10 e somente despronar se possível fazê-lo sem risco de desconexão de equipamentos

Bibliografia

Atkins DL, Sasson C, Hsu A, Aziz K, Becker LB, Berg RA, et al. 2022 interim guidance to healthcare providers for basic and advanced cardiac life support in adults, children, and neonates with suspected or confirmed COVID-19: from the emergency cardiovascular care committee and get with the Guidelines®-Resuscitation adult and pediatric task forces of the American Heart Association in collaboration with the American Academy of Pediatrics, American Association for Respiratory Care, The Society of Critical Care Anesthesiologists, and American Society of Anesthesiologists. Circulation: Cardiovascular Quality and Outcomes. 2022 Jan 24;15(4).

Ball J, Nehme Z, Villani M, Smith KL. Abstract 11901: CPR Quality During the COVID-19 Pandemic – More Evidence of Collateral Damage During Out-of-Hospital Cardiac Arrest. Circulation. 2021 Nov 16;144(Suppl 2).

Guimarães HP, Timerman S, Rodrigues RR, Corrêa TD, Schubert DUC, Freitas AP, et al. Recomendações para ressuscitação cardiopulmonar (RCP) de pacientes com diagnóstico ou suspeita de COVID-19 – Versão 08 – 27/05/2020. ABRAMED, maio de 2020.

Guimarães HP, Timerman S, Rodrigues RR, Corrêa TD, Schubert DUC, Freitas AP, et al. Posicionamento para ressuscitação cardiopulmonar de pacientes com diagnóstico ou suspeita de COVID-19 – 2020. Arquivos Brasileiros de Cardiologia. 2020 Jun;114(6):1078-87.

Wyckoff MH, Singletary EM, Soar J, Olasveengen TM, Greif R, Liley HG, et al. 2021 International Consensus on Cardiopulmonary Resuscitation and Emergency Cardiovascular Care Science With Treatment Recommendations: Summary From the Basic Life Support; Advanced Life Support; Neonatal Life Support; Education, Implementation, and Teams; First Aid Task Forces; and the COVID-19 Working Group. Resuscitation [Internet]. 2021 Dec 1;169:229-311. Disponível em: https://www.resuscitation-journal.com/article/S0300-9572(21)00448-2/fulltext

CAPÍTULO 12

Reabilitação Pós-RCP

Giulia Matiusso Zumbano • Beatriz Santana Watanabe • Hélio Penna Guimarães

Após uma parada cardiorrespiratória (PCR), o paciente apresenta necessidades únicas e complexas, principalmente ao se considerar as diversas etiologias da PCR e perfis de pacientes. Entretanto, não há um protocolo bem estabelecido e unicamente direcionado para o seguimento pós-PCR. Dado isso, em 2020, a American Heart Association (AHA) atualizou sua a cadeia de sobrevivência extra e intra-hospitalar (Figura 3.1 – Cadeias intra e extra-hospitalares) ao adicionar um novo elo: a recuperação, destacando a importância da reabilitação pós-PCR, tanto para o paciente quanto para seus familiares. Esse processo é demorado, iniciando no tratamento da condição aguda que levou o paciente à internação e prolongando-se após alta hospitalar. Além disso, conta com a necessidade de uma abordagem multiprofissional, na disponibilidade de serviços de reabilitação, na discussão de expectativas do paciente e de sua família e na elaboração de planos. Dessa forma, o paciente e seus familiares terão uma maior facilidade na mudança do cuidado hospitalar para o cuidado domiciliar, bem como na sua reinserção na sociedade.

O número de sobreviventes de PCR vem aumentando e, com isso, a quantidade de indivíduos que apresentam déficits funcionais após a alta hospitalar. Dezoito por cento dos pacientes que sofreram de PCR extra-hospitalar e 40% daqueles que necessitaram de medidas de reanimação intra-hospitalar apresentam comprometimento funcional moderado a grave, mensurado por escalas específicas. Além disso, a maioria dos pacientes refere algum grau de redução em suas funções e/ou qualidade de vida após a PCR, bem como de sua saúde mental. Considerando tais dados epidemiológicos, torna-se necessário o planejamento de objetivos anteriores e pós-alta hospitalar, e de recursos destinados à reabilitação. Para isso, as expectativas e planos devem ser considerados desde o curto prazo imediato até o longo prazo após a PCR (Figura 12.1).

O curto prazo imediato ocorre ainda em ambiente hospitalar e conta com uma avaliação e tratamento de déficits físicos, cognitivos, neurológicos e cardiopulmonares, sendo necessário o monitoramento de convulsões e de efeitos adversos dos medicamentos empregados, além da modulação terapêutica de temperatura, controle de dor e da observação da habilidade de deglutição do paciente. Também é importante que a causa da PCR seja investigada, a fim de personalizar o tratamento do paciente e prevenir sua recorrência. Concomitantemente, podem ser empregadas, já durante estadia na unidade de terapia intensiva (UTI), modalidades como fisioterapia, terapia ocupacional e fonoaudiologia, com os objetivos de recuperação, superação e adaptação das deficiências apresentadas, tais como dificuldades de deambulação, alterações visuais e de fala. Torna-se

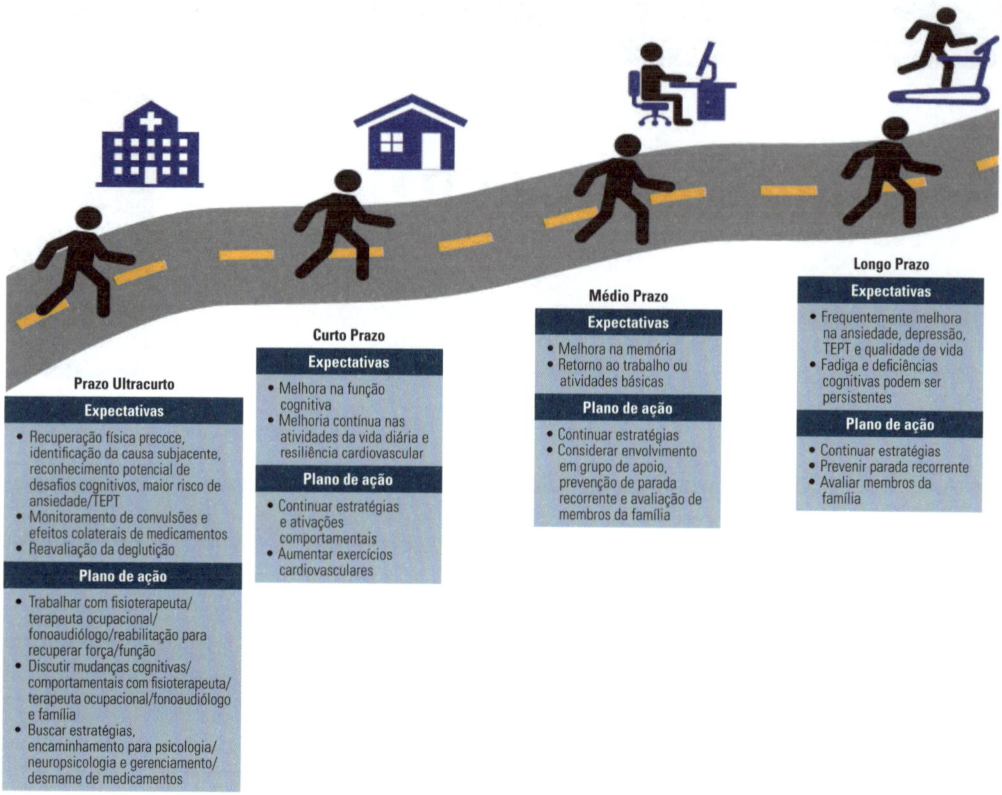

Figura 12.2. Mapa para recuperação – AHA / OT – terapia ocupacional / PT – fisioterapia / PTSD – transtorno pós-traumático/SLP – fonoaudiologia.

essencial, portanto, a abordagem multiprofissional, com boa comunicação inter e intrassetores, para recuperação funcional e cognitiva e o planejamento de desmame de medicamentos desnecessários.

A saúde mental também deve ser considerada no contexto pós-PCR. É importante que uma análise para ansiedade, depressão, estresse pós-traumático (TEPT) e fadiga seja realizada em sobreviventes de PCR e seus familiares já no serviço hospitalar. Essa recomendação decorre do fato de cerca de um terço dos pacientes apresentarem tais sintomas, com destaque para as múltiplas causas de fadiga – déficits cognitivos, físicos e afetivos. Os familiares de vítimas de PCR são considerados nessa abordagem pelo fato de poderem demonstrar sintomas psiquiátricos, principalmente ao se considerar que podem não apenas ter testemunhado a PCR de seu parente, como também ter ajudado na sua ressuscitação.

Além disso, ainda considerando as expectativas e planos a curto prazo imediato, é fundamental que se faça um resumo de alta e que se indique os encaminhamentos e retornos necessários. Isso se mostra como um importante alvo de melhora no cuidado do paciente pós-PCR ao se considerar que muitos deles apresentam deficiências no momento da alta; porém, não são devidamente direcionados a centros de reabilitação. Orientações ao paciente e a seus familiares devem ser fornecidas, por exemplo, quando o paciente pode voltar a dirigir ou a ter relações íntimas, a conduta diante da nova PCR e como manejar possíveis dispositivos que o paciente esteja em uso. As expectativas pós-alta também devem ser discutidas com o paciente e sua família, sendo necessário elucidar possíveis limitações e recuperações que o paciente apresentará. Para auxiliar na alta do paciente, a AHA disponibilizou em um de seus documentos, um ***checklist*** de alta hospitalar (Tabela 12.1).

Algumas condições de saúde física, mental e social podem se manifestar apenas após a alta hospitalar, como os déficits cognitivos, visto que a cognição é pouco observada durante a internação. Portanto, as expectativas almejadas no curto prazo ocorrem no ambiente domiciliar e são definidas como de uma melhora da cognição do paciente, da sua capacidade de realização de atividades diárias e de sua resistência cardiovascular. Para alcançar esses objetivos, as medidas de reabilitação e comportamentais já empregadas no ambiente hospitalar devem ser mantidas, além de aumentar a quantidade de exercícios cardiovasculares realizados.

A médio prazo, é esperada a melhora da memória do paciente, bem como o retorno, na medida do possível, ao trabalho e às atividades prévias ao PCR. As estratégias já delimitadas continuam, somadas à avaliação familiar, a adesão a grupos de apoio (se necessário) e a prevenção de novas PCRs, por meio da identificação e do tratamento de seus fatores de risco. A família da vítima de PCR tem papel central na sua recuperação, auxiliando no restabelecimento de vínculos e estimulando a retomada da independência do paciente. Entretanto, os familiares podem apresentar estresse relacionado ao cuidado e medo de novos episódios de PCR e hospitalizações, devendo, portanto, serem avaliados. Além de uma análise individual da família e do paciente, é possível que ambos participem de grupos de apoio, nos quais poderão compartilhar suas experiências relacionadas com o trauma, o processo de adoecimento e a recuperação. O retorno ao trabalho e às atividades prévias pode ser impactado por possíveis déficits cognitivos e redução de mobilidade; porém, é possível realizar adaptações no ambiente laboral para atender às novas condições do paciente.

A longo termo, as medidas de médio prazo devem ser sustentadas, tendo como expectativa nesse momento a melhora dos sintomas psicológicos e da qualidade de vida. Entretanto, é possível que a fadiga e os déficits cognitivos se mantenham, mesmo com intervenções precoces e adequadas. Em relação à cognição, por exemplo, o paciente pode apresentar alguma alteração irreversível, principalmente nas áreas de memória, atenção, função executiva e/ou psicomotora, sendo a maior parte da melhora nesses campos em uma janela de cerca de 3 meses após a PCR. No âmbito psicossocial, o paciente e sua família podem manter quadros de ansiedade, depressão e dificuldade em aceitar sua nova realidade, possível dependência e limitações, sendo a janela de maior melhora desses sintomas também em três meses, mas podendo se estender por até um ano. Esses fatores impactam significativamente a qualidade de vida do paciente, levando a comportamentos evitativos e dificuldades no ambiente de trabalho e nas relações interpessoais, por exemplo. Logo, os cuidados de reabilitação devem ser mantidos ao longo da vida da vítima de PCR.

É importante destacar que os socorristas, leigos ou profissionais de saúde, e testemunhas da PCR, também devem ser alvo de atenção visto que podem desenvolver ansiedade e TEPT. Para auxiliar os trabalhadores da saúde quanto a isso, devem ser feitas reuniões de forma habitual com objetivo de analisar a performance da equipe e possíveis fatores de estresse.

Além das recomendações em relação à reabilitação pós-PCR da AHA de 2020, há também menção do tema nos ***guidelines*** da European Resuscitation Council (ERC) e da European Society of Intensive Care Medicine (ESICM) de 2015 e 2021. Neles, destacam-se a necessidade de a abordagem de reabilitação ser de forma sistematizada, com enfoque no rastreio em até três meses após o evento de déficits cognitivos e de acometimentos emocionais, bem como no fornecimento de informações dentro desse período. O rastreio cognitivo pode ser feito pela anamnese e por escalas como Informant Questionnaire of Cognitive decline in the Elderly Cardiac Arrest version (IQCODE-CA),

Tabela 12.1. *Checklist* de alta hospitalar pós-PCR AHA

Domínio	Exemplos O que avaliar	Exemplos: Como medir	Encaminhamento/Recurso
Físico/funcional	▪ Fraqueza ▪ Capacidade de sentar, levantar-se da cadeira, ficar de pé ou andar ▪ Fadiga, dor ▪ Capacidade de engolir ou falar ▪ Continência	▪ Avaliação da fala/deglutição ▪ Teste *get-up-and-go* ▪ Medida de independência funcional	▪ FT/TO/Fonoaudiólogo, MF&R ▪ Reabilitação hospitalar/ambulatorial
Cognitivo e comunicação	▪ Falar/escrever para comunicação ▪ Atenção e memória ▪ Funções executivas ▪ Desinibição ▪ Discernimento comprometido	▪ MoCA ▪ Teste Stroop ▪ Fluência verbal	▪ TO/Fonoaudiólogo, MF&R ▪ Reabilitação ambulatorial
Neurológico	▪ Marcha, equilíbrio ▪ Distúrbios do movimento ▪ Mioclonia ▪ Convulsões ▪ Visão	▪ EEG ▪ FT/TO ▪ MF&R	▪ Neurologia ▪ Oftalmologia ▪ MF&R
Cardiopulmonar	▪ Função cardíaca ▪ Função pulmonar	▪ Teste de resistência de ciclo ▪ Teste de caminhada de seis minutos	▪ Cardiologia ▪ Pneumologia ▪ Reabilitação cardíaca ▪ Reabilitação pulmonar
Afetivo	▪ Sintomas somáticos ▪ Tristeza expressa pelo choro ▪ Comportamento de abstinência ou evitação ▪ TEPT/pesadelos/*flashbacks*	▪ HADS ▪ Lista de verificação de TEPT ▪ SF-36	▪ Psiquiatria ou psicologia
Social*	▪ Relações cuidador/família ▪ Comunidade social/religiosa ▪ relacionamentos	▪ Escala de sobrecarga do cuidador ▪ Autoavaliação do cuidador	▪ Serviço social
Social*	▪ Transporte ▪ Habitação ▪ Benefícios ▪ Documentação de FMLA/incapacidade de curto prazo para pacientes/cuidadores	▪ Escala de sobrecarga do cuidador ▪ Autoavaliação do cuidador	▪ Gestão de cuidados
Medicina geral	▪ Revisão/reconciliação de medicamentos ▪ Educação sobre dispositivos ▪ Treinamento de RCP	▪ Método de ensino reverso ▪ Método mostre-me	▪ Equipe multidisciplinar ▪ Farmácia ▪ Representante de serviço
Participação geral	▪ Atividades da vida diária ▪ Reencontro com a vida/família ▪ Fadiga (física/cognitiva) ▪ Condução, retorno ao trabalho ▪ Retorno à intimidade ▪ Expectativas de recuperação em longo prazo	▪ Índice de reintegração à vida Normal ▪ Questionário de integração comunitária	▪ Equipe multidisciplinar ▪ Medicamento ▪ FT/TO/Fonoaudiólogo, MF&R

OT: terapia ocupacional; PT: fisioterapia; PTSD: transtorno pós-traumático; SLP: fonoaudiologia; CPR: *cardiopulmonary resuscitation;* EEG: *electroencephalography;* FMLA: *Family and Medical Leave Act* (licença médica); HADS: *Hospital Anxiety and Depression Scale;* MoCA: *Montreal Cognitive Assessment;* PM&R: *physical medicine and rehabilitation;* SF-362: 36-*Item Short Form.*

Checklist Cognition and Emotion (CLCE-24) e a Avaliação Cognitiva de Montreal (MoCA). Caso o paciente apresente alterações nessas escalas, é possível o encaminhamento para neuropsicologia e para terapia ocupacional. Já em relação à esfera psicossocial, o uso de escalas, como Hospital Anxiety and Depression Scale (HADS), pode ser feito e, caso necessário, o encaminhamento para serviços de psicologia e psiquiatria.

Ainda, os ***guidelines*** da ERC-ESICM ressaltam a importância de reconhecer deficiências funcionais, físicas e não físicas, ainda na internação, a fim de iniciar a reabilitação e o encaminhamento para serviços especializados de forma precoce. Também se mostra importante a necessidade de o acompanhamento perdurar por longo prazo, com consultas de retorno em períodos predeterminados.

Conclui-se que medidas padronizadas, iniciadas precocemente, podem auxiliar para a melhoria do atendimento ao paciente e à sua família, promovendo uma abordagem integral e individualizada de suas condições de saúde. Ademais, tais sugestões podem aumentar o rendimento e o bem-estar dos profissionais de saúde envolvidos, desde o atendimento inicial à PCR os encarregados pela reabilitação pós-PCR.

Bibliografia

American Heart Association. Part 3: Adult Basic and Advanced Life Support: 2020 American Heart Association Guidelines for Cardiopulmonary Resuscitation and Emergency Cardiovascular Care. Circulation. 2020 Oct;142(16 Suppl 2):S366-S468.

American Heart Association. Destaques 2020 – Diretrizes de Emergência Cardiovascular e Cuidados de Reanimação. Disponível em: https://cpr.heart.org/-/media/cpr-files/cpr-guidelines-files/highlights/hghlghts_2020eccguidelines_portuguese.pdf. Acesso em: 23 de março de 2024.

Nolan JP, Sandroni C, Böttiger BW, Cariou A, Cronberg T, Friberg H, et al. European Resuscitation Council and European Society of Intensive Care Medicine guidelines 2021: post-resuscitation care. Intensive Care Med. 2021 Apr;47(4):369-421.

Sawyer KN, Camp-Rogers TR, Kotini-Shah P, Del Rios M, Gossip MR, Moitra VK, et al. Sudden cardiac arrest survivorship: a scientific statement from the American Heart Association. Circulation. 2020 Mar 24;141(12):e654-e685.

CAPÍTULO 13

Educação Permanente em Ressuscitação Cardiopulmonar e Medicina de Emergência

Hélio Penna Guimarães • Maria Camila Lunardi • Sérgio Timerman

Introdução

A educação permanente é essencial para garantir que os profissionais de saúde estejam sempre atualizados com as melhores práticas e avanços científicos, propiciando melhor ambiente de qualidade e segurança no atendimento aos pacientes gravemente enfermos. Em particular, a medicina de emergência é especialidade de precisão e efeito, no qual a atualização contínua pode salvar vidas, como nos casos de ressuscitação cardiopulmonar (RCP). Desde sua criação, as técnicas de RCP evoluíram significativamente, com novas diretrizes sendo publicadas regularmente por organizações como International Liaison Committee on Resuscitation (ILCOR) American Heart Association (AHA) e European Resuscitation Council (ERC).

Fundamentos da educação permanente em saúde

Conceitos de educação continuada e permanente

A educação continuada refere-se a cursos e treinamentos realizados após a formação inicial, enquanto a educação permanente envolve um processo contínuo de aprendizagem ao longo da carreira. Ambas são cruciais para a prática clínica segura e eficaz.

Princípios pedagógicos aplicados à educação em saúde

A aprendizagem de adultos (andragogia) difere da pedagogia. Metodologias como aprendizagem ativa, ensino baseado em problemas e simulação são eficazes para a educação de profissionais de saúde.

Estudos mostram que o conhecimento médico tem uma "meia-vida" de aproximadamente cinco anos, ou seja, metade do que um profissional sabe pode estar desatualizado em cinco anos. Portanto, a atualização constante é essencial para a prática baseada em evidências.

Educação permanente em ressuscitação cardiopulmonar: técnicas

Anatomia e fisiologia do sistema cardiovascular relevante para ressuscitação cardiopulmonar

Compreender a anatomia do coração, vasos sanguíneos e sistema respiratório é fundamental para realizar uma RCP eficaz. Isso inclui o funcionamento do ciclo cardíaco, o papel das artérias coronárias e a importância da ventilação adequada.

Técnicas básicas de ressuscitação cardiopulmonar para leigos e profissionais de saúde

- *Para leigos*: compressões torácicas de alta qualidade e uso de desfibriladores externos automáticos (DEA).
- *Para profissionais de saúde*: técnicas avançadas, como ventilação com bolsa-máscara, intubação endotraqueal e administração de medicamentos.

Atualizações nas diretrizes de ressuscitação cardiopulmonar (AHA, ERC)

As diretrizes de RCP são atualizadas regularmente com base em novas pesquisas. Por exemplo, a AHA 2020 enfatiza a importância da qualidade das compressões e a minimização das interrupções durante a RCP.

Simulação e treinamento em ressuscitação cardiopulmonar: importância e metodologias

Estudos mostram que a simulação melhora significativamente as habilidades de RCP. A utilização de manequins de alta fidelidade e simulações baseadas em cenários clínicos realistas ajudam os profissionais a adquirir e manter competências críticas.

Educação permanente em ressuscitação cardiopulmonar

Programas de treinamento e certificação em ressuscitação cardiopulmonar

- *Certificação básica e avançada*: programas como BLS (*Basic Life Support*) e ACLS (*Advanced Cardiovascular Life Support*) são essenciais.
- *Treinamento regular*: a recomendação é que os profissionais de saúde participem de reciclagens regulares, idealmente a cada dois anos.

Métodos de ensino: aulas teóricas, práticas, simulações e *e-learning*

- *Aulas teóricas*: fornecem a base conceitual.
- *Práticas*: focam nas habilidades motoras.
- *Simulações*: integram teoria e prática.
- *E-learning*: flexibilidade e acesso a recursos atualizados.

Avaliação de competências em ressuscitação cardiopulmonar

A avaliação deve incluir testes práticos e teóricos, bem como simulações realistas. Estudos mostram que avaliações regulares melhoram a retenção de conhecimentos.

A incorporação de tecnologias, como realidade aumentada (RA) e aplicativos de *feedback* em tempo real, pode aprimorar o treinamento e a prática de RCP.

Objective structured clinical examination aplicado à ressuscitação cardiopulmonar

O *objective structured clinical examination* (OSCE) é uma metodologia de avaliação amplamente utilizada na educação médica para testar competências clínicas em um ambiente controlado e padronizado. Aplicado à RCP, o OSCE permite avaliar a capacidade dos estudantes e profissionais de saúde em executar habilidades críticas em situações de emergência. Este capítulo aborda a estrutura, os componentes e a aplicação prática do OSCE na avaliação de competências em RCP.

O OSCE é composto por várias estações, cada uma com uma tarefa específica que o candidato deve completar. Essas estações são projetadas para avaliar diferentes aspectos das habilidades clínicas, como conhecimento teórico, habilidades práticas e capacidade de comunicação. No contexto da RCP, o OSCE avalia a prontidão do profissional em responder a situações de parada cardíaca e outras emergências cardiovasculares.

Componentes das estações de *objective structured clinical examination*

1. *Simulação clínica*: uso de manequins de alta fidelidade para simular cenários de parada cardíaca.
2. *Tarefas específicas*: cada estação aborda uma tarefa específica, como compressões torácicas, ventilação com máscara-valva, desfibrilação e manejo de vias aéreas.
3. *Tempo controlado*: cada estação é cronometrada, geralmente com duração entre 5 e 10 minutos.
4. *Avaliação padronizada*: uso de *checklists* e rubricas para garantir a objetividade da avaliação.

Desenvolvimento das estações

1. *Identificação das competências-chave*: definir as habilidades críticas em RCP que devem ser avaliadas, como a realização de compressões torácicas eficazes, o uso de desfibrilador externo automático (DEA) e o manejo de vias aéreas.
2. *Criação de cenários clínicos*: desenvolver cenários realistas que simulem situações de emergência cardíaca. Exemplos incluem parada cardíaca em adultos e crianças, afogamento e choque elétrico.
3. *Seleção de equipamentos*: utilizar manequins de alta fidelidade, DEAs de treinamento e outros equipamentos necessários para a simulação.

Treinamento dos avaliadores

1. *Padronização da avaliação*: treinar os avaliadores para usar *checklists* e rubricas de forma consistente.
2. *Feedback formativo*: instruir os avaliadores a fornecer *feedback* construtivo aos candidatos após cada estação.

Preparação dos candidatos

1. *Sessões de treinamento*: oferecer sessões de prática para familiarizar os candidatos com o formato do OSCE e os cenários específicos.
2. *Materiais de estudo*: disponibilizar guias de estudo e vídeos instrucionais sobre as técnicas de RCP.

Avaliação e *feedback*

Critérios de avaliação

1. *Competência técnica*: avaliação das habilidades práticas, como compressões torácicas, ventilação e uso do DEA.
2. *Tomada de decisão clínica*: avaliação da capacidade de tomar decisões rápidas e eficazes em situações de emergência.
3. *Comunicação e trabalho em equipe*: avaliação da habilidade de comunicar-se claramente com a equipe e com o paciente (simulado).

Feedback e melhorias

1. *Feedback imediato*: fornecimento de *feedback* imediato após a conclusão de cada estação para facilitar a aprendizagem.
2. *Análise de desempenho*: revisão detalhada do desempenho geral dos candidatos para identificar áreas de força e necessidade de melhoria.

Estudos de caso

Exemplo 1: Parada cardíaca em adultos

- *Cenário*: um paciente adulto sofre uma parada cardíaca em um ambiente hospitalar.
- **Tarefas avaliadas**:
  - Realização de compressões torácicas eficazes.
  - Aplicação e uso do DEA.
  - Manejo das vias aéreas e ventilação.

Exemplo 2: Parada cardíaca em crianças

- *Cenário*: uma criança sofre uma parada cardíaca em um ambiente comunitário.
- **Tarefas avaliadas**:
  - Adaptação das técnicas de RCP para uma criança.
  - Uso de DEA pediátrico.
  - Comunicação com os pais ou responsáveis.

Educação permanente em medicina de emergência

Aspectos gerais da medicina de emergência

A medicina de emergência abrange a avaliação e o tratamento de condições críticas e agudas, exigindo decisões rápidas e precisas. A educação permanente (*continuing medical education* – CME) desempenha um papel crucial na manutenção da excelência clínica e na adaptação às novas tecnologias e práticas. Este capítulo aborda as novas técnicas e metodologias utilizadas na CME para médicos emergencistas, destacando a importância da formação contínua e as inovações no campo.

Necessidade de atualização contínua

1. *Evolução das práticas clínicas*: a medicina de emergência é uma área dinâmica onde novas práticas, diretrizes e tecnologias são introduzidas regularmente.
2. *Competências críticas*: emergencistas devem manter um alto nível de competência em procedimentos críticos, tomada de decisão rápida e manejo de múltiplos pacientes.
3. *Melhoria da qualidade do cuidado*: a CME contribui para melhores resultados clínicos e maior satisfação dos pacientes.
4. *Desenvolvimento profissional*: proporciona oportunidades para o crescimento profissional e acadêmico dos médicos emergencistas.

Novas técnicas e metodologias na CME

Aprendizagem baseada em simulação

1. Simulação de alta fidelidade

- *Descrição*: uso de manequins e simuladores avançados que replicam cenários clínicos reais.
- *Benefícios*: permite a prática de habilidades complexas em um ambiente seguro, favorecendo a aquisição e retenção de competências.

2. Realidade virtual e aumentada

- *Descrição*: tecnologias que criam ambientes virtuais interativos para treinamento.
- *Benefícios*: proporciona uma imersão total em cenários de emergência, melhorando a preparação para situações reais.

Aprendizagem baseada em competências

1. *Frameworks* de competências

- *Descrição*: definição clara de competências e habilidades específicas que os médicos devem adquirir.
- *Benefícios*: facilita a avaliação objetiva e o desenvolvimento focado das competências necessárias.

2. Avaliação longitudinal

- *Descrição*: avaliação contínua ao longo do tempo, em vez de avaliações pontuais.
- *Benefícios*: permite monitorar o progresso e identificar áreas que necessitam de melhoria contínua.

Educação à distância e *e-learning*

1. Plataformas de *e-learning*

- *Descrição*: utilização de plataformas *online* para cursos, *webinars* e módulos de aprendizagem.
- *Benefícios*: flexibilidade de acesso e possibilidade de aprendizagem autônoma, adaptada ao ritmo individual.

2. Recursos multimídia

- *Descrição*: uso de vídeos, *podcasts* e materiais interativos.
- *Benefícios*: facilita a compreensão de conceitos complexos e a revisão prática de procedimentos.

Aprendizagem interprofissional

1. Sessões de treinamento conjuntas

- *Descrição*: treinamento colaborativo entre diferentes profissionais de saúde.
- *Benefícios*: melhora a comunicação e a coordenação entre as equipes de emergência.

2. Simulações de equipe

- *Descrição*: cenários simulados que envolvem toda a equipe de emergência.
- *Benefícios*: aperfeiçoa a dinâmica da equipe e a eficiência no atendimento ao paciente.

Abordagens educacionais específicas para medicina de emergência

- *Simulações realísticas*: cenários baseados em casos reais.
- *Workshops*: focados em habilidades específicas, como acesso venoso central ou ultrassonografia *point-of-care*.
- *Casos clínicos*: discussão e análise de casos reais para aprendizado prático.

Ferramentas e recursos para educação continuada em medicina de emergência

- *Plataformas online*: acesso a cursos, *webinars* e fóruns de discussão.
- *Manuais e diretrizes*: atualizações frequentes e baseadas em evidências.
- *Conferências e workshops*: oportunidades de *networking* e aprendizado com especialistas.

Impacto da educação permanente na qualidade do atendimento

- Estudos e evidências sobre a eficácia da educação permanente em saúde.
- Profissionais que participam de educação continuada têm melhor desempenho em emergências e melhores desfechos clínicos para os pacientes.
- Melhoria dos desfechos clínicos por meio da educação continuada.

Exemplos de programas bem-sucedidos e lições aprendidas

- *Programa de certificação em trauma (PHTLS)*: melhora significativa na qualidade do atendimento pré-hospitalar.
- *Cursos de ACLS e PALS*: redução de mortalidade em paradas cardíacas, pediátricas e adultas.

Desafios e futuro da educação permanente em ressuscitação cardiopulmonar e medicina de emergência

Desafios na implementação de programas de educação permanente

- *Barreiras logísticas*: tempo, recursos financeiros e disponibilidade de instrutores.
- *Resistência à mudança*: alguns profissionais podem resistir a novas metodologias ou tecnologias.

Implementação de programas de CME

Estruturação de programas

1. Identificação de necessidades educacionais
   - *Métodos*: avaliações de desempenho, *feedback* de pares e pacientes, análise de incidentes críticos.
   - *Benefícios*: garantia de que os programas de CME são relevantes e direcionados.
2. Desenvolvimento de currículos
   - *Componentes*: conteúdo atualizado, atividades práticas e avaliações contínuas.
   - *Benefícios*: criação de um plano de estudo abrangente e eficaz.

Avaliação de impacto

1. Indicadores de desempenho
   - *Métricas*: resultados clínicos, melhoria de habilidades, satisfação dos participantes.
   - *Benefícios*: medição objetiva do impacto dos programas de CME na prática clínica.

2. *Feedback* e melhoria contínua
   - *Métodos*: questionários pós-treinamento, reuniões de revisão e grupos focais.
   - *Benefícios*: ajustes contínuos para manter a relevância e a eficácia dos programas.

Estudos de Caso

Exemplo 1: Implementação de simulação de alta fidelidade em um hospital

- *Cenário*: introdução de um programa de simulação de alta fidelidade em um hospital universitário.
- **Resultados**
  - Melhoria significativa na resposta a emergências cardiovasculares.
  - Aumento da confiança dos médicos residentes nas habilidades de RCP.

Exemplo 2: Uso de *e-learning* em uma rede de hospitais

- *Cenário*: desenvolvimento de uma plataforma de *e-learning* para emergencistas em uma rede de hospitais.
- **Resultados**:
  - Maior acessibilidade a recursos educacionais.
  - Redução de custos associados a treinamentos presenciais.

Perspectivas futuras: avanços tecnológicos, realidade virtual e aumentada, inteligência artificial

- *Realidade virtual e aumentada (VR/AR)*: permite simulações imersivas e interativas.
- *Inteligência artificial (IA)*: pode personalizar o treinamento com base no desempenho individual e fornecer *feedback* em tempo real.

A importância da colaboração interdisciplinar e internacional na educação em saúde

A colaboração entre diferentes disciplinas e países pode levar a um compartilhamento mais amplo de conhecimentos e melhores práticas.

Conclusão

A Educação Permanente em Medicina de Emergência é essencial para a manutenção da competência e para a melhoria contínua da qualidade do atendimento. As novas técnicas e metodologias, como simulação de alta fidelidade, aprendizagem baseada em competências, *e-learning* e aprendizagem interprofissional, têm revolucionado a CME, oferecendo formas mais eficazes e acessíveis de atualização profissional.

A implementação criteriosa e a avaliação contínua desses programas garantem que os médicos emergencistas estejam sempre preparados para enfrentar os desafios clínicos e fornecer o melhor cuidado possível aos pacientes. No contexto da RCP e da medicina de emergência, esses avanços podem significar a diferença entre a vida e a morte. Assim, investir em programas de educação continuada de excelência é essencial para melhorar os desfechos e a qualidade geral do atendimento prestado.

Bibliografia

American Heart Association (AHA). Guidelines for Cardiopulmonary Resuscitation and Emergency Cardiovascular Care. Circulation. 2020;142(16 Suppl 2):S337-S357.

Boursicot K, Roberts T, Pell G. Using structured clinical examinations in assessment. Medical Teacher. 2006;28(3):209-12.

Brydges R, Carnahan H, Rose D, Rose L, Dubrowski A. Comparing self-guided learning and educator-guided learning formats for simulation-based education: a meta-analytic review. Simulation in Healthcare. 2010;5(2):80-7.

Cook DA, Hatala R. Simulation in healthcare education: a best evidence practical guide. AMEE Guide No. 82. Medical Teacher. 2016;38(6):654-68.

Ericsson KA. Deliberate practice and acquisition of expert performance: a general overview. Acad Emerg Med. 2008;15(11):988-94.

Friedman CP, Donaldson KM. Medical education 20/20: global challenges and innovation in medical education. Med Teacher. 2009;31(11):919-23.

Harden RM, Gleeson FA. (1979). Assessment of clinical competence using an objective structured clinical examination (OSCE). Medical Education. 1979;13(1):41-54.

Issenberg SB, McGaghie WC, Petrusa ER, Lee Gordon D, Scalese RJ. Features and uses of high-fidelity medical simulations that lead to effective learning: a BEME systematic review. Med Teacher. 2005;27(1)10-28.

Khan KZ, Ramachandran S, Gaunt K, Pushkar P. (2013). The Objective Structured Clinical Examination (OSCE): AMEE Guide No. 81. Part I: An historical and theoretical perspective. Medical Teacher. 2013;35(9):e1437-e1446.

Lockyer J, Gondocz ST, Thivierge RL. (2004). Knowledge translation: the role and place of practice reflection. J Cont Educ Health Professions. 2004;24(1):50-6.

Miller GE. (1990). The assessment of clinical skills/competence/performance. Acad Med. 1990;65(9):S63--S67.

Miller GE. The assessment of clinical skills/competence/performance. Acad Med. 1990;65(9):S63-S67.

Rosen KR. The history of medical simulation. J Crit Care. 2008;23(2):157-66.

Salas E, Wilson KA, Burke CS, Priest HA. Using simulation-based training to improve patient safety: what does it take? Joint Commission J Quality Patient Safety. 2005;31(7):363-71.

Watson, J. D., & Bradley, P. M. (2009). The value of OSCE in undergraduate medical education. Clinical Teacher, 6(4), 278-280.

Ziv A, Wolpe PR, Small SD, Glick S. Simulation-based medical education: an ethical imperative. Acad Med. 2006;81(9):819-24.

Índice Remissivo

D

E

F

G

H

I